JN113407

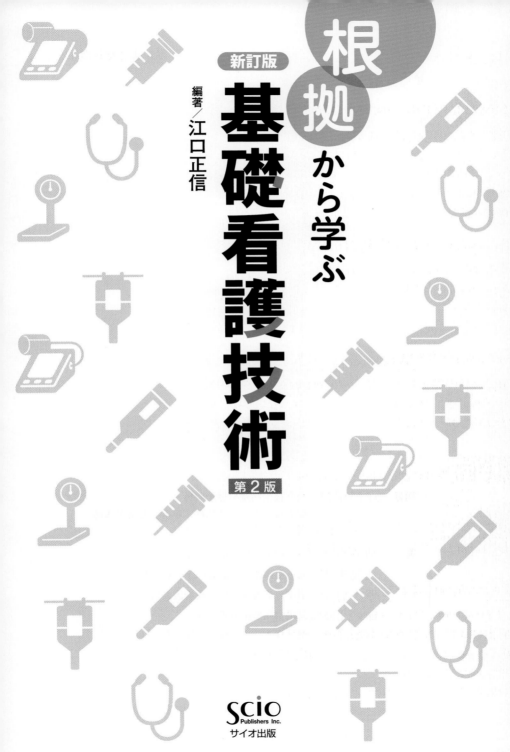

新訂版

編著／江口正信

根拠から学ぶ

基礎看護技術

第2版

Scio
Publishers Inc.
サイオ出版

編著　江口正信　公立福生病院病理診断科
　　　　　　　　順天堂大学医学部病理・腫瘍学非常勤講師
　　　　　　　　帝京大学医学部非常勤講師

著　　柿沼良子　前・関東労災病院中央検査部
　　　長島美雪　元・沼津市立看護専門学校教務長
　　　林　恵子　沼津市立看護専門学校看護教員
　　　森　羊子　沼津市立病院看護師長
　　　本郷洋子　聖マリアンナ医科大学横浜西部病院
　　　　　　　　救命救急センター診療看護師

はじめに

　看護師や看護学生のみなさん、あなたがたが現在行っている、あるいは学んでいる看護について"なぜ必要なのか"、"なぜ、このようにしなければならないのか"と考えたことがありますか。

　また、すでに看護師になられた方々は、経験的に学んだ、あるいは先輩や上司から指導された看護について、実践的な知識は身につけたけれど理論的な知識が不足していると思ったことはありませんか。

　看護技術の取得のためには、当然テクニカルな面での研鑽が必要です。しかし、いま述べた"なぜ必要なのか"や"なぜ、このようにしなければならないのか"などの理論的な裏付けも必須です。たとえば、飛行機の操縦に関しては非常に優秀なパイロットなのに、どうして飛行機が空に浮かんでいるのか、その理論に関する知識がない人だとしたら、みなさんはこのパイロットが操縦する飛行機に安心して乗ることができるでしょうか。

　経験的な知識や技術も重要です。しかし、それだけではいままでに体験したことのない場面に遭遇したとき、パニックに陥ってしまう危険性があります。そのような場面でも、技術を裏付ける理論があれば、冷静に対処することができます。

　そこで本書では、看護技術の理論的な裏付けを楽しく学べる内容です。

　まず、看護技術のなかでもとくに臨床上重要な点について、体温、脈拍、呼吸、血圧、排泄、栄養、清潔、体位と患者の移送、吸入与薬、輸血、採血、感染予防、救急救命処置に分け、各項目における必須のポイントに対応できるよう、疑問点(Question)をあげ、それに対する答え(Answer)と解説を述べる形でまとめました。

今回の改訂では、患者の急変に際して、他の医療スタッフと協力して救命救急処置ができるための知識と技術に関する項目を新たに追加しました。

　次に、必要に応じて看護のポイント（Nursing Point）や「押さえておこう」を掲載し、現在看護学を学んでいる方々が臨地実習の場で役立つように工夫しました。もちろん、すでに看護師の資格をもって活躍されている方々にとっても、臨床の場で十分に活用できるものと思います。

　わかりやすい表やイラストにより理解しやすい内容になっています。文章のみではわかりにくい点も、これらを同時に参照することによって、視覚に訴えながら看護技術に対する理解が深まるものと思います。

　看護技術を習得することは看護にとって必須事項ですが、前述のように、その理論的な裏づけも大変重要です。本書がみなさんの学習や実習あるいは臨床の場に役立つことができれば、執筆者の一人としてこのうえない喜びです。

2024年5月

著者を代表して
江口正信

CONTENTS

1 体温 ·······9

- ・「体温」「呼吸」「脈拍」「血圧」をバイタルサインとよぶのはなぜ？·····10
- ・体温を測定する場所が決まっているのはなぜ？·····11
- ・腋窩、口腔、直腸のそれぞれに測定する部位が決まっているのはなぜ？·····13
- ・体温の測定部位によって温度差があるのはなぜ？·····14
- ・腋窩温は10分間、口腔温は5分間、直腸温は3分間測定するのはなぜ？·····15
- ・成人の正常体温が、腋窩温で36～37℃と決まっているのはなぜ？·····16
- ・側臥位では上側の腋窩温のほうが高いのはなぜ？·····17
- ・正常な体温でも、1日のうちで体温に差があるのはなぜ？·····21
- ・「基礎体温」は、早朝、舌下で測定するのはなぜ？·····22
- ・年齢によって体温差があるのはなぜ？·····24
- ・熱が急激に上がるとき、悪寒・戦慄が起こるのはなぜ？·····25
- ・体温が急激に上がるとき、汗が出るのはなぜ？·····26
- ・熱が下がるとき、汗が出るのはなぜ？·····27
- ・熱があると心拍動数が増えるのはなぜ？·····28
- ・熱があると呼吸数が増えるのはなぜ？·····29
- ・保温をする際、1時間に1度程度、体温が上昇するように行うのはなぜ？·····32

2 脈拍 ·······33

- ・脈拍を測定するとき示指、中指、薬指の3指で測定するのはなぜ？·····34
- ・脈拍は、一般に橈骨動脈で測定するのはなぜ？·····35
- ・脈拍数と心拍数が異なる場合があるのはなぜ？·····37
- ・脈拍の左右差を確認するのはなぜ？·····37
- ・脈拍測定時、首を曲げたり回したりしてはいけないのはなぜ？·····38
- ・年齢により脈拍数が違うのはなぜ？·····38
- ・運動、食事、入浴、精神感動などにより、脈拍数が違うのはなぜ？·····40

3 呼吸 ·······43

- ・呼吸測定時、患者に気づかれないようにして測定するのはなぜ？·····44
- ・年齢により呼吸数が異なるのはなぜ？·····46
- ・激しい運動後などは、呼吸が速く、深くなるのはなぜ？·····47
- ・SpO_2が90％以下のときに、早急な対応が必要なのはなぜ？·····51
- ・末梢循環不全のある部位でSaO_2測定を避けるのはなぜ？·····52
- ・呼吸が苦しいとき、臥位よりも座位のほうが楽なのはなぜ？·····53

4 血圧 ·······55

- ・一般に血圧を上腕で測定するのはなぜ？·····56
- ・一般に、同一側で血圧を測定するのはなぜ？·····56
- ・測定部位を心臓と同じ高さになるようにするのはなぜ？·····61
- ・マンシェットの幅が年齢や体格などで決まっているのはなぜ？·····62
- ・マンシェットを巻くとき、指が1～2本入る程度の強さで巻くのはなぜ？·····63
- ・マンシェットのゴム嚢の中央が上腕のやや内側で、下縁が肘関節の2～3cm上方になるように巻くのはなぜ？·····65

・血圧測定時、袖を肩までまくるなどして上腕の圧迫を避けるのはなぜ？……66
・予測される収縮期、または触診法で得た値より30mmHgくらい加圧して測定するのはなぜ？……67
・血圧を測定するとき、しばらく安静にしてから測定するのはなぜ？……68
・体位により血圧の値が変わるのはなぜ？……69
・血圧には、性差、年齢差などがあるのはなぜ？……71
・運動、入浴、食事などで血圧が上昇するのはなぜ？……71

5 排泄 ——75

・寝たままでは尿が出にくいのはなぜ？……76
・膀胱に尿がたまると尿意をもよおすのはなぜ？……78
・夜間はあまり尿意をもよおさないのはなぜ？……79
・尿失禁が起こるのはなぜ？……84
・女性の導尿時、カテーテルの挿入の長さが4〜6cmなのはなぜ？……85
・導尿を行うとき、無菌操作なのはなぜ？……86
・膀胱留置カテーテル中の蓄尿バッグは、膀胱より高く上げてはいけないのはなぜ？……89
・便意をもよおすのはなぜ？……91
・便意があっても我慢すると便意が止まってしまう場合があるのはなぜ？……92
・排便時、尿も一緒に出るのはなぜ？……94
・摂取した食物が残渣物として排泄されるまでにどのくらい時間がかかるの？……95
・便にいろいろな性状があるのはなぜ？……95
・便秘時、果物、野菜、水分などを多くとるとよいといわれるのはなぜ？……96
・排便後、血圧低下により気分不快が生じることがあるのはなぜ？……99
・ストレスがかかると排便状態に影響が出るのはなぜ？……100
・浣腸は無菌操作でなくてもよいのはなぜ？……100
・浣腸時、カテーテルを挿入する長さはどのくらいなの？……102
・浣腸時、左側臥位にするのはなぜ？……102
・高圧浣腸時、イリゲーターの液面の高さを肛門から50cmくらいにするのはなぜ？……104
・浣腸のカテーテル挿入時、患者に口呼吸させるのはなぜ？……105
・浣腸液の温度を40℃程度にするのはなぜ？……105
・浣腸液を注入した後、5分間くらい我慢させるのはなぜ？……106

6 栄養 ——107

・年齢、性別、体格などにより栄養摂取量が違うのはなぜ？……108
・誤嚥予防のためにうなずき嚥下がよいのはなぜ？……110
・誤嚥はなぜ起こってしまうのでしょうか？……110
・1日に必要な水分量は、どのくらいなの？……112
・経管栄養チューブの挿入の長さが成人で45〜50cmなのはなぜ？……113
・経管栄養時、注入速度が速いとどうなるの？……114
・経管栄養のチューブ挿入時、半座位や座位をとらせるのはなぜ？……115
・経管栄養で流動物注入中、上体を少し上げたほうがよいのはなぜ？……116
・経管栄養中に誤嚥してしまうことがあるのはなぜ？……117
・身長測定時、足先を30〜40°開くのはなぜ？……119
・体重測定は一定の時刻に行なうほうがよいのはなぜ？……120
・腹囲測定のとき、仰臥位で膝を伸ばした体位をとるのはなぜ？……121

7 清潔 123

- 入浴の湯の温度は 40 〜 43℃が適当とされているのはなぜ？……124
- 入浴は食直前、食直後を避けたほうがよいのはなぜ？……126
- 患者の入浴時間は、5 〜 10 分くらいがよいのはなぜ？……126
- 食事をしていなくても口腔ケアが必要なのはなぜ？……131

8 体位と患者の移送 133

- 患者を動かすとき、ボディメカニクスを用いるとよいのはなぜ？……134
- 患者を移送するとき、頭を下げてはいけないのはなぜ？……137
- 患者を移送するとき、足から先に進むのはなぜ？……139
- 片麻痺患者は患側を下にした側臥位を避けたほうがよいのはなぜ？……141
- 長い時間、同一体位をとっていると褥瘡ができやすいのはなぜ？……141
- 褥瘡が骨の出ている部位にできやすいのはなぜ？……144

9 吸入 147

- 酸素吸入を開始する場合、急に多量の酸素を流してはいけないのはなぜ？……148
- どんなとき、SaO_2 が下がっても酸素濃度をあげてはいけないの？……149
- リザーバーマスクを選択するときはどんなときですか？……149
- 酸素吸入を行うとき、加湿器（コルベン）に水を入れるのはなぜ？……150
- 酸素吸入を行っているときは、火気厳禁とするのはなぜ？……154
- 薬液を肺胞に作用させたいときは、超音波ネブライザーを使用するのはなぜ？……156
- 吸入時にマウスピースをくわえて軽く口を閉じ、ときどき深呼吸をするのはなぜ？……156

10 与薬 159

- 薬物の服用時間は食前、食間、食後、時間ごとなどいろいろあるのはなぜ？……161
- 鉄剤服用前後 1 時間は、お茶を飲んではいけないのですか？……162
- 鉄剤を飲むと便が黒くなるのはなぜ？……163
- テトラサイクリン系の薬は、牛乳と一緒に服用してはいけないのはなぜ？……163
- グレープフルーツと降圧剤の組み合わせが禁忌なのはなぜ？……164
- カプセル剤は、カプセルから出して中身だけ服用してはいけないのはなぜ？……165
- 麻薬を使用すると、なぜ吐き気や便秘が起こるのはなぜ？……166
- 舌下錠は飲み込んだり、かみ砕いてはいけないのはなぜ？……167
- 転倒のリスクマネジメントが必要な薬はなんですか？……168
- 注射法にはいろいろな方法があるけれど、その薬効はどう違うの？……169
- 注射法により注射針が違うのはなぜ？……170
- 注射や採血のときの皮膚の消毒は、アルコール綿（酒精綿）なのはなぜ？……172
- アルコール綿が使えない患者さんの場合、変わりになる消毒薬はありますか？……173
- 筋肉内注射と皮下注射では注射部位が違うのはなぜ？……173
- 皮下注射時、注射針の刺入角度が 10 〜 30 度なのはなぜ？……175
- 筋肉内注射時、注射針の刺入角度が 45 〜 90 度なのはなぜ？……176
- 注射後、マッサージするのはなぜ？　また、マッサージをしてはいけないのはどういうとき？……177
- 注射を同じ部位に続けて行なってはいけないのはなぜ？……178
- 点滴静脈内注射の注入速度は決まっているの？……179
- 注射時、空気が入ってはいけないのはなぜ？……180
- 点滴静脈内注射が血管外に漏れるとどうなるの？……181

11 輸血 ·· 183
・必要に応じて各成分を輸血する成分輸血が広く行われているのはなぜ？·····184
・成分製剤によって保存温度や保存期間が異なるのはなぜ？·····185
・輸血を行う前に交差適合試験を行わなければならないのはなぜ？·····187
・血小板製剤を輸血する場合、異型輸血(ABO血液型をあわせなくてもよい)が可能なのはなぜ？·····189
・赤血球製剤は室温に戻さずに、できるだけ早く使用するようになったのはなぜ？·····190
・輸血開始直後に患者の状態の観察と速度調節を行うのはなぜ？·····190
・輸血して3～6か月後に、感染症のスクリーニングをするのはなぜ？·····191

12 採血 ·· 193
・採血は一般的に空腹時に行なうのがよいとされているのはなぜ？·····194
・採血は運動・入浴直後は避けたほうがよいのはなぜ？·····194
・採血するとき、駆血帯(止血帯)を巻くのはなぜ？·····195
・採血をするとき、母指を中にして握らせるのはなぜ？·····195
・採血時、血管がはっきりわからないと軽く叩いたり、温めたり、末梢からこすったりするのはなぜ？·····196
・採血部位は前腕を多く用いるのはなぜ？·····197
・採血後、マッサージしてはいけないのはなぜ？·····199
・血管迷走神経反射はなぜ起こるの？·····200
・採血した血液が時間とともに分離するのはなぜ？·····201
・赤血球沈降速度測定時、3.8％のクエン酸ナトリウムを用いるのはなぜ？·····202
・赤血球沈降速度測定時は、3.8％のクエン酸ナトリウムが0.4mLで血液1.6mLとするのはなぜ？·····203

13 感染予防 ·· 205
・スタンダード・プリコーション(標準予防策)を行う必要があるのはなぜ？·····206
・衛生的手洗いを行うのはなぜ？·····208
・結核が疑われる段階で、部屋を隔離するのはなぜ？·····213
・滅菌手袋を装着する際にも衛生的手洗いを行うのはなぜ？·····215
・無菌操作を行うのはなぜ？·····216
・消毒用綿球を渡すとき、相手の鑷子より高い位置で渡すのはなぜ？·····217

14 救命救急処置 ·· 219
・受持ち患者の様子がいつもと違い、ぐったりしています。どのように対応したらよいですか？·····220
・患者の意識がありません。どうしたよいですか？·····223
・急変時の脈はどうして頸動脈でみるのですか？·····225
・心停止の患者の救命に大切なことは何ですか？·····225
・心臓が動いていたのに心停止と判断してしまい、胸骨圧迫をしたらどうなりますか？·····227
・胸骨圧迫が必要な心電図にはどんなものがありますか？·····228
・患者のそばには私1人しかいません。人工呼吸はしますか？·····230
・患者が中心静脈カテーテルを自己抜去してしまい、挿入部から出血しています。どうしたらよいですか？·····232

さくいん ···237

1 体温

体温測定の意義を理解しましょう。

人は体温を一定に保たないと生きて行けない恒温動物であり、熱の産生（産熱）と放散（放熱）によって一定の体温を維持しています。

視床下部にある体温調節中枢には、放熱中枢（温中枢）と産熱中枢（冷中枢）があり、皮膚の温度受容器（温点、冷点）で感受されたもの（神経経路）や体温調節中枢を流れる血液温度（体液性経路）をセットポイント（中枢の基準値）と比較して、産熱と放熱の調節を行っています。

体温の上昇（発熱）は、多くの疾患の徴候や症状であり、体温測定を行うことによって異常を早期に発見することができます。

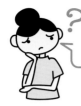

「体温」「呼吸」「脈拍」「血圧」をバイタルサインとよぶのはなぜ？

A ▶▶▶ 生理機能のうち、この４つがいつでもどこでも容易に外から見分けられやすく、全身状態を把握できるためです。

バイタルサインとは

　バイタルサイン（vital signs）を日本語に直訳すると、vital＝生きている、signs＝しるし・徴候という意味になります。つまり、「生体が生存していくために必要な基本的生理機能を保持していることを示す徴候」ということです。

バイタルサインを測定する意味とは

　看護とは、患者の「生活の援助」「基本的ニーズの充足」を主な目的としていますが、その基盤には常に生命を維持することが大前提となっています。多くの疾患は、この生命維持の基本をなす循環、呼吸機能などに影響を及ぼすので、常にバイタルサインを観察することによって、生命の危機および異常を早期に発見し、対処しなければなりません。また、バイタルサインは動的なものなので、日常生活動作に伴って変動します。

　「生活の援助」に重きをおく看護においては、生活現象としてとらえることも重要です。循環や呼吸に異常のある患者にとって、日常生活動作がどの程度身体に影響を及ぼすのか、またその患者の予備能力はどの程度なのかを知っておけば、個々の患者にあった生活援助計画を立てて、適切な生活指導をすることができるからです。

　つまり、１日の測定する回数や時間を決め、バイタルサインを測定し、アセスメントすることで患者にとって最も適切な看護計画を立てることができます。

バイタルサイン測定上の注意点は

　バイタルサインは、生体の基本的な生理活動が機能しているかどうかを示すものです。したがって、その観察にあたっては細心の注意をもって、一つひとつの徴候を確実に把握する必要があります。それだけでなく、バイタルサインはお互いに密接に関連し合っているので、一つひとつのサインから得られた所見が、お互いにどのように関連しているかを考慮しながら、総合的に判断することが大切

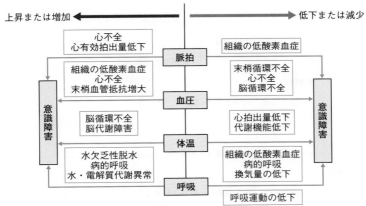

図1-1　バイタルサインの相互関係

です。

　バイタルサインの相互関係は**図1-1**のように示すことができます。ここでは、患者の状態を把握するうえで、より実際的なものとするために「意識障害」との関連も示しています。これを見ると、いかに相互に関連し合いながら、水・電解質代謝、呼吸・循環・代謝機能を調節し、全体の生理機能を保持しているかがわかると思います。

　また、測定時には患者に対してその必要性を十分に説明し、プライバシーを保護しながら安全・安楽を心がけながら実施します。

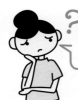

体温を測定する場所が決まっているのはなぜ？

A ▶▶▶ 身体の外から測定しやすい場所で、しかも真の体温を比較的よく反映するところでなければならないためです。

体温とは

　正確には身体内部の温度のことです（**図1-2**）。ただし身体内部といっても、器官や部位によって温度差があります。たとえば、消化管や腹部臓器などは新陳代謝が激しく、熱を盛んに産生するにもかかわらず放熱されないので、高温を示

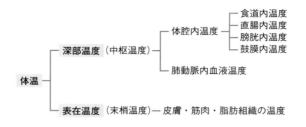

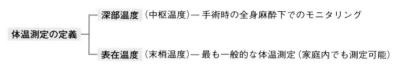

図1-2 体温の分類と体温測定の定義

します(とくに肝臓は高く、38℃またはそれ以上)。

　熱の産生量の高い脳内の温度も38℃近いといわれています。これらは深部体温(中枢温)とよばれ、体腔温(食道内、直腸内、膀胱内、鼓膜温度)や肺動脈内血液温が含まれます。

　これに対して、筋肉や皮膚の温度は熱の生産量が少なく、放熱が起こりやすいので、低くなります。これを表在体温(末梢温度)とよびます。

　血液の循環経路から考えると、心臓から出たばかりの大動脈の出口の血液の温度(血温)が、体内温度の指標になると考えられますが、日常的にこの血温を測定することは不可能です。

体温の測定部位は

　一般には、放熱がなく体内温に近い直腸温(平均37.5℃)、口腔温、鼓膜温(直腸温より0.2～0.3℃低い)、あるいは腋窩温(平均36.5℃)で測定されています。

　この場合、測定しているものはあくまでも腋窩の皮膚温、または口内、耳孔内および直腸内の体腔温であって、真の体温ではありません。しかし、これらを測定することで、真の体温のレベルを推定することが可能なのです。

　そこで患者に何の苦痛も与えず、しかも簡単に測定できる腋窩温あるいは口腔温がよく用いられるわけです。直腸温は、多少不快な感じを与えるという点があり、新生児や手術時など以外は、一般的にはあまり用いられていません。

腋窩、口腔、直腸のそれぞれに測定する
部位が決まっているのはなぜ？

A ▶▶▶ 同じ測定部位でも温度差があるためです。

測定部位が決まっているのは

　体温の測定の原則は、なるべく高温部位で測定することです。そのため、同じ測定部位においても温度分布を知り、温度の高い部位で測定しなければなりません（図1-3参照）。

腋窩検温の測定部位は

　腋窩の皮膚温の分布は、腋窩の深部が最も高く、次に上腕二頭筋および大胸筋で、最も低いのは、上腕三頭筋および広背筋です。したがって、体温計の先端部の金属キャップを、腋窩の真ん中よりもむしろ心持ち前のほうに当てることが必要です。挿入方向は、前下方から後上方に向かって、なるべく腕の長軸に平行に近いように挿入し、体温計の先が後ろに突き出ないように注意します。

口腔検温の測定部位は

　口腔も腋窩と同様、場所によって温度差があります。最も高いのは舌下であり、体温計を挿入する際、先端部をやや奥のほうに当てるようにして斜めに挿入します。

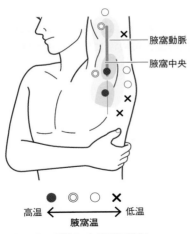

腋窩動脈
腋窩中央

●　◎　○　×
高温 ←————→ 低温
　　　腋窩温

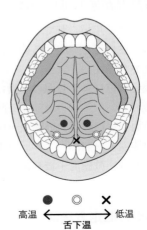

●　◎　×
高温 ←————→ 低温
　　　舌下温

図1-3　部位による温度分布

13

直腸検温の測定部位は

　直腸の検温で最も大切なことは、挿入の深さです。浅く挿入するよりは、深く挿入するほうが高温を得られるわけですが、普通、成人では4～5cm、乳児では2～3cmといわれています。それ以上深く挿入すると直腸を傷つけてしまうため注意が必要です。そのため体温計に目印をつけておくと、いつも一定の深さで測定することができます。

鼓膜検温の測定部位は

　鼓膜から放射されている赤外線をセンサーが瞬時に検出し、鼓膜温を測定しています。じっとしていることが難しい乳幼児では、短時間（約1～3秒）で測定できること、外耳道が短く太いため鼓膜を捉えやすいといった理由から利用されています。

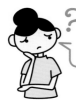

　体温の測定部位によって温度差があるのはなぜ？

A ▶▶▶ 測定部位によって熱の産生や放熱の程度が異なるためです。

腋窩温が最も低いのは

　最もよく用いられている腋窩温の測定では、熱の産生が低く、反対に放熱作用の強い皮膚温を測定するので、直腸温や口腔温、鼓膜温に比べて最も低い温度が測定されます。
　測定部位による体温の差異は次のとおりです。
　直腸温＞口腔温、鼓膜温＞腋窩温
　直腸温－口腔温、鼓膜温＝0.4～0.6℃
　直腸温－腋窩温　　　　　＝0.8～0.9℃
　口腔温、鼓膜温－腋窩温＝0.2～0.3℃（臥床時）
　　　　　　　　　　　　　＝0.3～0.5℃（椅座時）

体温の測定方法は

　腋窩温測定では、上腕二頭筋と大胸筋を密着させ、腋窩をぴったり閉じた状態

にする必要があります。放熱による測定値の低下を防ぎ、真の体内温度に近い値を得るためです。

　口腔温測定では、呼吸気あるいは唾液の放熱作用によって測定値の低下をきたすことがあるので、舌下に体温計を挿入したら、口を閉じてもらい測定します。

　鼓膜温測定では、耳介を引っ張り、外耳道が直線になるようにしながら、プローブをゆっくりと挿入します。外気温の影響を受けにくく、深部体温（中枢温度）の測定ができるといわれていますが、耳に挿入する向きや深さなどの手技により誤差を生じる場合があります。

　直腸温測定では、放熱しにくいため、最も体内温に近い測定値を得ることができます。したがって、腋窩温や口腔温に比べ高い値となります。

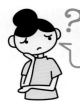

腋窩温は10分間、口腔温は5分間、直腸温は3分間測定するのはなぜ？

A ▶▶▶ 各測定部位によって飽和に達するまでの温度の上昇時間が異なるからです。これがそれぞれの飽和に達する測定時間の目安を示しています。

検温の目的は

　体温計の示度は、はじめ急に上昇し、だんだんなだらかなカーブを描いて、やがてほぼ一定の温度（飽和）を示すようになります（図1-4）。この飽和に達した温度を測定することが、体温の測定です。

　ですから、この測定時間は、あくまでも実験的および統計的に出された目安に

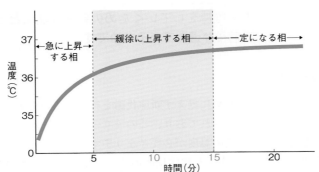

図1-4　検温器の示度と測定時間の関係

すぎません。人によりいつも条件が一定ではないので、そのときの状況に合わせることが必要です。

腋窩温の測定時間がいちばん長いのは

　腋窩は閉鎖して体腔に準じた状態をあらかじめつくらなければならないため、口腔温や直腸温と比べていちばん測定時間がかかります。しかも、測定前に腋窩を空気にさらしていると、皮膚温が下がってしまうので、飽和に達するまでの時間がかかってしまいます。したがって、実測式の電子体温計であっても正確な体温を測定するためには10分以上測定する必要があります。

口腔温の測定時間が腋窩温測定より短いのは

　口腔温は腋窩温より多少上昇の仕方は早いのですが、ただし、口を閉じても、鼻から冷たい空気を吸ったり吐いたり、測定前に冷たい飲み物などとっていると、口腔の温度も下がるので、そういうことを十分考慮にいれて測定をしなければなりません。

直腸温の測定時間が短いのは

　直腸腔はほとんど常に閉鎖状態にあるため、外界の影響をあまり受けませんから、いつも一定の温度を保っていられるのだと考えられます。そのため、直腸温が最も真の体温を反映しているといえます。

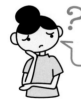

成人の正常体温が、腋窩温で36〜37℃と決まっているのはなぜ？

A ▶▶▶　生命維持をしていくための新陳代謝にとって、37℃前後が適温であるためです。

身体の新陳代謝は

　身体は、生命を維持するために絶えず新陳代謝を行なっています。その新陳代謝は酵素の作用によって調整されており、この酵素の働きを一定に保持し、化学反応を一定に保つには、一定の温度が必要となります。

　一般に、温度が10℃上昇すると化学反応の速度は2倍になるといわれるように、体温が変われば、体内の化学反応のスピードも大きな影響を受けることがわ

かります。

一定の体温を維持するには

　身体の細胞は、34℃以下または40℃以上になると機能に重大な変化をきたし、40〜42℃が数時間続くと死に至ることもあります。とくに中枢神経系の細胞は、40℃を超えると正常に機能できないといわれています。

　したがって、できるだけ一定の体温を維持することが、細胞活動、酵素活動を能率よくし、生命を維持していくうえで不可欠です。

　また、ヒトの体温は、たとえ環境条件や生体の活動が著しく変化しても、狭い一定の範囲でしか変動を示しません。その理由は、視床下部にある体温調節中枢が、常に化学的な熱産生量と物理的な熱放散量とのバランスを保つようにして、生体の体温を37℃ぐらいに調節しているわけです。

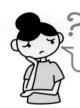

側臥位では上側の腋窩温のほうが高いのはなぜ？

A ▶▶▶ 側臥位をとると圧反射が起こり、身体の上方の働きが促進されたり、腋窩動脈の直径が変わるためです。

圧反射とは

　圧反射とは、身体の一部が圧迫されると（おそらく皮内に圧迫を感受する圧感受器が存在し）、圧迫という刺激の信号が脊髄内の側索を上行して中枢に達し、中枢から興奮というかたちで末梢の器官へ及ぶ、一種の反射現象と考えられています。

側臥位時の身体の動きの変化は

　側臥位をとると前述の圧反射によって、身体の上位の非圧迫側と下位の圧迫側とでは機能がまったく変わってしまいます。側臥位をとったときの身体の動きの変化は表1-1のようになります。側臥位をとると身体の上側の働きは促進され、下側の働きが仰制されていることがわかると思います。

表1-1　圧反射による身体の変化

身体の変化	側臥位での身体の位置	
	上側	下側
発汗	増加	減少
体温	上昇	低下
血圧	上昇	下降
鼻の粘膜	縮小	腫脹
唾液	増加	減少
腎臓の尿生成量	増加	減少

側臥位時の左右の腋窩温の違いとは

　腋窩温とは腋の下の皮膚温ですが、皮膚温は血液の温度によって左右されます。原則として左右の腋窩を流れる血液の温度はほぼ同じはずですが、側臥位をとることによって左右の局所の新陳代謝に差を生じ、また、左右腋窩部の血管の直径が反射的に収縮したり、拡張したりして腋窩温に相違が生じるものと思われます。

◆体温測定時の注意点

　体温は個人差以外にも、年齢、運動、食事、入浴、日差（日内変動）、月経周期、精神的な感動や興奮、安静や睡眠などによって変動します。したがって、これらの生理的な変動要因を考慮しながら、測定部位や時間を決定します。その測定部位や計測時間に応じた体温計を選択します（図1-5）。

電子体温計
口腔・腋窩用

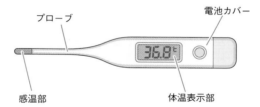

プローブ　　　　　　　　　　　電池カバー

感温部　　　　　　　　体温表示部

短時間に平衡温を予測でき、そのまま挿入しておくと実測値が計測できる（予測検温・実測検温兼用）

耳式体温計（赤外線鼓膜用体温計）

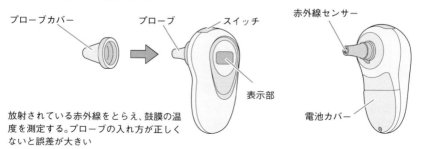

プローブカバー　　　　プローブ　　　スイッチ　　　赤外線センサー

表示部

電池カバー

放射されている赤外線をとらえ、鼓膜の温度を測定する。プローブの入れ方が正しくないと誤差が大きい

図1-5　体温計の種類

①腋窩検温

- ・測る前は、必ず腋窩の汗はしっかりと拭きとっておきましょう。汗があると、体温計が密着せず、放熱によって皮膚が冷やされてしまい、正しい値となりません。
- ・腋窩に体温計の先端が触れるよう、体温計の先を下から上に向けて押し上げるようにはさみます（図1-6、図1-3参照）。
- ・手のひらを上向きにすると脇が閉まるので、検温部位が密閉され放熱を避けられます。

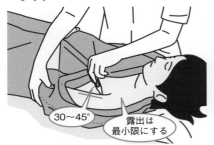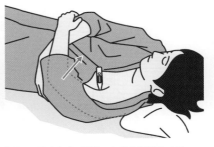

30〜45°

露出は
最小限にする

体温計を腋窩に正しく挿入する。体軸に対して30〜45°の角度で挿入。皮膚を密着させるように腋窩を閉じる。肘を軽く曲げ、中心部に寄せる

図1-6　腋窩検温

②直腸検温

- ・直腸検温は手術中に選択される方法です。深部検温に近い測定値を得られますが、不快感や羞恥心を伴うため、プライバシーに配慮します。
- ・口呼吸を促し、体温計を直腸内にゆっくりと挿入します（図1-7）。

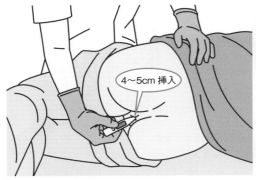

4〜5cm 挿入

直腸粘膜の損傷を防ぐため、挿入部分に
潤滑油を塗布する
成人：4〜5cm、小児：2〜3cm挿入

図1-7　直腸検温

③耳式検温

・乳幼児に、よく使われる方法です。耳の中から放出している体温に相当する赤外線を体温計が感知し測定します。
・外耳道が短く太いため正確に測定しやすい方法です。
・とくに注意することは、体温計のプローブカバーを必ず着け、耳の奥（鼓膜）に向けて入口をぴったりふさぐように深く入れることです（図1-8）。

※耳式検温で測定している「耳内温」とは、耳の中の鼓膜及びその周辺の温度のことです。

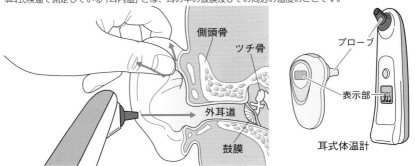

耳輪を引き上げ、外耳道が直線になるようにしてプローブを挿入する

図1-8　耳式検温

④口腔検温

・基礎体温測定方法としてよく用いられます。舌下の舌小帯の両側のどちらかに体温計の先端が当たるように差し入れます（図1-9、図1-3参照）。

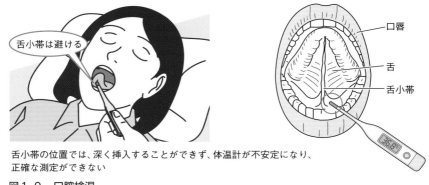

舌小帯の位置では、深く挿入することができず、体温計が不安定になり、正確な測定ができない

図1-9　口腔検温

正常な体温でも、1日のうちで体温に差があるのはなぜ？

A ▶▶▶ 基礎代謝以外に、運動、食事、精神活動などの影響や外界の気温の変化による影響を受けるためです。

体温に影響を与える因子は

　睡眠時は、体温に影響を与える運動や精神活動などの因子が最も低下している状態であり、基礎代謝による体熱の産生のみが体温を決めます。一方、生活習慣上、筋肉活動による体熱の産生、交感神経興奮による体熱の産生などが午後にピークとなり、産生された体熱の保持により、午後3～8時ごろの体温が最も高い値をとるようになります。

　また、外界の気温も一般的に明け方が最も低く、日中から午後2時前後に最も高い値を示すので、この気温の変動も体温の日内変動に影響を与えます。

　体熱の産生には、次の5つの要素が関与しています。

①基礎代謝
②筋肉運動
③ホルモンによる調節（甲状腺ホルモンなど）
④アドレナリンの作用あるいは交感神経系の興奮
⑤気温そのものの作用

基礎代謝とは

　基礎代謝とは、空腹状態（おおよそ食後12～14時間）で、精神的興奮も筋肉運動、消化機能もほとんど働いていない、心身ともに絶対安静状態での新陳代謝に相当するものです。これは生命維持に必要な最小限度の動作である心拍動、呼吸運動および体温保持用エネルギーに要する代謝といえます。また、これは甲状腺機能と密接な関係があり、甲状腺ホルモン（トリヨードサイロニン：T_3、サイロキシン：T_4）の分泌が高まると基礎代謝が亢進すると考えられています。

体温に変動があるのは

　体温は1日中、常に一定の値を示すものではありません。就眠時が最も基礎代謝状態に近いわけですから、体温も1日のうち（とくに午前2～6時）で最も低い値をとります。反対に基礎代謝に加えて、運動代謝や精神的興奮あるいは消化吸

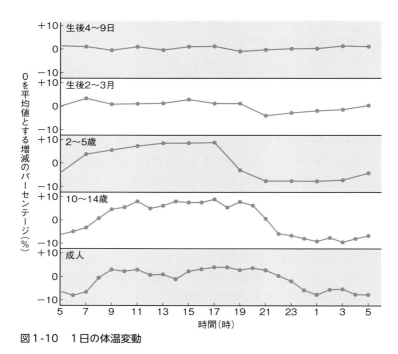

図1-10　1日の体温変動

収機能が働いている午後3～8時ごろは、最も高い値をとると考えられています（図1-10）。

　しかし、体温の日内変動が1℃あるいはそれ以上あるときは、体温自体が低い状態でも病的状態であると考えなければなりません。

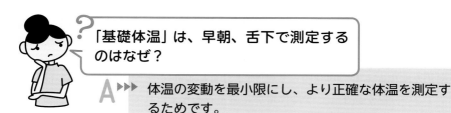

「基礎体温」は、早朝、舌下で測定するのはなぜ？

A ▶▶▶　体温の変動を最小限にし、より正確な体温を測定するためです。

基礎体温とは

　基礎体温とは運動・食事・精神作用のような体温に影響する因子を極力取り除いて、最も変動の少ない基礎となる体温のことです。

　そのために、早朝（なるべく同じ時刻に）、目を覚ましたらそのまますぐ布団の

中で、身体をあまり動かさないうちに測定します。

基礎体温の測定部位は

　腋窩の測定は、左右差（0.1～0.3℃の違いがある）があり、微妙な温度差の変化を知るのに適していません。体温測定は腋窩に比べ、舌下のほうが測定が安定しており、発汗の影響もありません。

基礎体温曲線とは

　基礎体温を毎日測定することによって、一定の周期をもった基礎体温曲線が得られます。女性の場合、この曲線の変化は、排卵・月経という卵巣からのホルモン分泌（エストロゲン、プロゲステロン）の周期によるものです。排卵期に高温になり、それがしばらく続き、そして月経が始まると再び体温が下がるという周期性をもっています。排卵がある場合は、1か月の体温曲線が典型的な2相性曲線となります（図1-11）。

婦人体温計とは

　婦人体温計（基礎体温計）のほとんどが電子体温計です。少数点第二位まで基礎体温を測定できるようになっており、基礎体温のわずかな変化も正確に知ることができます。舌下に挿入し、口腔温を測定します。予測式（体温計によって異なるが、約10～60秒で5分後の平衡温を予測）と実測式があります（図1-12）。

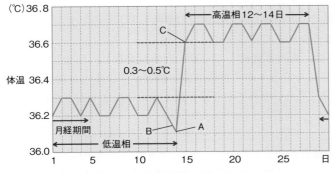

図1-11　成人女性の基礎体温（典型的2相性経過）
　　　　（立岡弓子編著：新訂版周産期ケアマニュアル、第2版、p.13、サイオ出版、2014より改変）

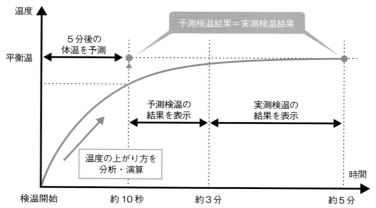

図1-12　予測式体温計の体温測定

（オムロンヘルスケア株式会社．http://www.healthcare.omron.co.jp/product/mc/mc-6421.htmlより改変）

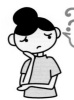

年齢によって体温差があるのはなぜ？

A▶▶▶ 体熱産生や皮膚の熱伝導は年齢によって差があり、また、幼少児では体温の調節が不十分なためです。

幼児期の体温は

　幼児期では体温の調節機能が十分に発達しておらず、環境条件の変化にすぐ反応するため、体温が不安定となります。

　体温の変動は、生後、おおよそ次のようになります。

　生後3日間は高体温で、1週間くらいは体温の変動も大きいのですが、8日目ごろからは比較的小さくなります。

　生後100日間くらいは、成人と比較して一般に高体温を示し、生後100日ごろを過ぎてから37℃以下になりますが、体温の調節機能がほぼ成人と同じように働くのは、およそ10歳ごろといわれており、それまでは体温は不安定なのです。

高齢者の体温は

　高齢者は皮膚の熱伝導度が低くなるため、体温（皮膚温）も一般的に低くなります。さらに、高齢になると、基礎代謝や筋肉運動が若年者と比較して低下するので、一般に体温が低い傾向になります。ただし、厳密な意味での体温（体内温度）

は、皮膚温と比較すると低下は少なく、測定時間を延ばすことによってより正確な体温測定が可能となります。

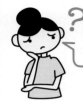

熱が急激に上がるとき、悪寒・戦慄が起こるのはなぜ？

A ▶▶▶ 体温調節中枢の調節レベルが上昇し、体熱の放散を減少させ、体熱の産生を高めて調節レベルまで体温の上昇を起こすためです。

発熱とは

　発熱とは体温調節中枢の機能が異常となり、普通の体温以上のレベルに高められた状態のことです。各種のタンパク質やタンパク質の分解産物、あるいは体内へ入った異種タンパクおよびタンパク質の誘導体など、また、組織の壊死あるいは脱水などが原因となります。

悪寒・戦慄とは

　熱が急激に上がる、つまり体温調節中枢の調節レベルが通常よりも高いところに設定された場合、血液の温度は中枢の調節レベルよりも低いことになりますから、体温をその設定されたレベルまで引き上げようと、中枢は体熱の放散を減らし、反対に体熱産生を増やそうとします。そのときに起こる皮膚血管の収縮、立毛筋の収縮によって生ずる異常な感覚を悪寒とよびます。これによって、体熱の放散量が急速に減少します。さらに、筋肉の収縮によって体熱の産生を増加させようとする反応が起きますが、このときに起こるふるえを戦慄とよんでいます。

　このようにして体温調節中枢が設定したレベルまで体温が上昇してしまうと、高熱にもかかわらず、悪寒や戦慄などの異常感覚は消失します。つまり、正常より高い体温で、体熱の産生と放散の平衡が生まれた状態といえます。

　ほかに発熱時の体熱産生は、骨格筋の緊張や肝臓の機能亢進による体熱産生促進があげられます。

本人が寒気を感じているときは、体温調節中枢の調整レベルまで熱が上昇するための熱産生中で寒気があるため、体温計の数値が高くても、保温が必要です。身体の火照りを感じるようになったときは、調整レベルに至ったときであり、冷罨法（クーリングともいう）の適応となります。

体温が上がりきるまで悪寒・戦慄は続くので、この時期のクーリングはより寒さを感じさせてしまい、悪寒を助長させてしまうので、行わないようにしましょう。

体温が急激に上がるとき、汗が出るのはなぜ？

A ▶▶▶ 水分の蒸発による体熱の放散を促し、体温の恒常性を維持するためです。

発汗のメカニズムは

発汗とは、知覚神経からの興奮が間脳の視床下部にある発汗中枢へ伝達され、発汗中枢から交感神経を経て全身の汗腺へ興奮が伝わり、汗腺からの分泌、すなわち水分の蒸発が行なわれることです。

発汗の種類は

発汗は、「温熱性発汗」「精神性発汗」「味覚性発汗」に分類されますが、それぞれ汗の出る場所に特徴があります。

温熱性発汗は、外界の気温が高いときや、筋肉運動などで体熱産生が亢進したときに現れる発汗で、水分蒸発によって体熱の放散を促すものです。体温の恒常性維持という生理的に最も重要な役目を果たしています。この発汗は、手掌（てのひら）と足蹠（足の裏）を除く全身の皮膚で起こります。一般に汗の蒸発しやすい場所、とくに前額、頸部、体幹の全面・後面で発汗がみられます。

精神性発汗は、精神的興奮によって起こるもので、手掌、足蹠、腋窩にみられます。

味覚性発汗は、酸味や辛味などのいわゆる刺激性の強いものを飲食したとき、顔面や頭を中心に起こります。

体温が上がるときに出る発汗の役目は

　体温が急激に上がるときに汗が出るのは、温熱性発汗によるものですが、発汗は、輻射・伝導・対流以外の体熱放散にかかわる重要な役目といえます。

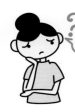

熱が下がるとき、汗が出るのはなぜ？

A ▶▶▶ 体温調節中枢の調節レベルが、正常状態に戻ろうとして体温を下げるために、体熱の放射を促し発汗が起こるからです。

解熱とは

　発熱物質の刺激がなんらかの理由で抑制されると、体温レベルが正常値に置き換えられることになります。体温調節中枢が調節しようとする温度レベルより、実際の温度が高すぎるため、血管を拡張して体熱を外へ逃がそうとします。それでも体熱が十分放散されないと発汗が起こり、しだいに体温が下がってきます（図1-13）。

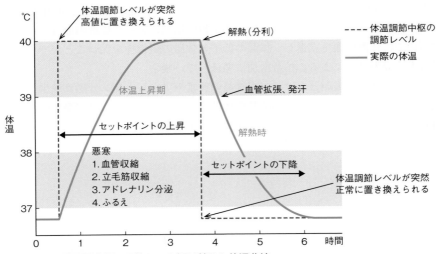

図1-13　体温調節中枢の調節レベル切り替えと体温曲線

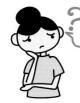

熱があると心拍動数が増えるのはなぜ？

A ▶▶▶ 心筋自体の興奮性が亢進され、また心筋代謝も増加するためです。

心拍動数の増加をきたす要因は

心拍動数（以下心拍数）の増加をきたす要因としては、

①交感神経系の興奮

②甲状腺機能亢進

③体温の上昇

などがあげられます。

これは主に洞結節という心臓の刺激伝導系で、最も早く刺激が発生する部位での興奮性の亢進によるもので、洞性頻脈とよばれています。そのほかに、種々の不整脈で心拍数の増加が出現することもあります。

体温の上昇で心拍数が増加するのは

体温の上昇の場合、心筋の代謝が亢進されるだけでなく、心筋自体も興奮性が亢進するため、心拍数が増加するといわれています。おおよそ体温が40℃くらいまでは、体温が0.5℃上昇するごとに、心拍数は1分間に10回程度の割合で上昇します。40℃を超えると、熱のために心筋自体の機能が低下し、心拍数は逆に減少することがあります。さらに、心拍数の増加によって皮膚の血流量が増加するので、体熱放散を亢進し、体温の低下と体温の恒常性を保つことができます。これも体温の上昇による心拍数増加に関係しています。

一般的に体温の高いときは、交感神経の興奮やアドレナリン分泌は減少し、体熱の産生が抑制されるため、心拍数自体は減少します。しかし、実際には心筋の興奮性亢進による心拍数増加のほうが目立つようです。

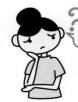

熱があると呼吸数が増えるのはなぜ？

A▶▶▶ 呼吸数の増加により、水分蒸発や伝導による体熱放散を増大させ、体温の低下をはかるためです。

体熱放散作用が起こるのは

体温を一定に維持しようとするために、体温上昇時には体熱放散作用が働き、体温の低下をはかります。体熱放散作用としては、皮膚の血管拡張や血流量の増加による熱の放散や、発汗による水分蒸発作用があります。そのほか「呼吸の促進」や「唾液分泌」などによっても体熱放散が起こります（図1-14）。これらの作用は視床下部にあるといわれている体温調節中枢が興奮することによって起こります。その興奮が皮膚の血管、汗腺、立毛筋をはじめとして、骨格筋、副腎などに伝わって調節反応がみられるわけです。したがって、呼吸数の増加は、この体温調節中枢の興奮が呼吸中枢に伝わって起こるものです。

呼吸数の増加による体熱の放散は

呼吸数の増加による体熱の放散は、気道を通しての水分蒸発や、外気との接触による熱伝導が関与しています。また、体温の上昇以外に、年齢、体位、筋肉運動、精神的興奮などの因子が関係して呼吸数は増加します。

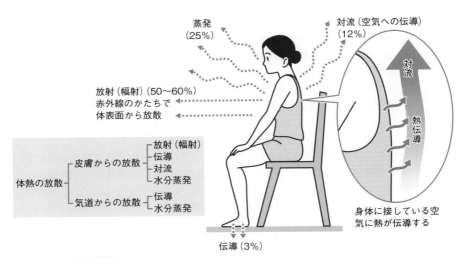

図1-14　体熱の放散

発熱を知るためには、平熱や日内変動〔1℃以内程度の日内変動があり、午前2～6時ごろが最も低く、午後から夕方（午後3～8時）にかけて高い状態になる〕を知っておくことが必要です。

・体温は測定時の温度異常と、時間軸でみる体温変動の異常があります。
・随伴症状（発熱後の随伴症状　脱水など）と合わせたアセスメントが大切です。

◎体温の異常

日内変動が1℃以上ある場合、平熱との差がどの程度なのかを知っておく必要があります。

熱型には、稽留熱、弛張熱（急変になる可能性）、間欠熱、波状熱、周期熱があります（図1 -15）。近年、抗生物質の与薬により、熱型がみられないこともあります。また、解熱には分利と渙散とよばれる体温が下がっていく2つの型があります。

◎うつ熱

熱中症のように熱の流入・産生により熱放散が小さくなり、体内に熱がこもった状態です。

◎クーリング

患者の高体温は、うつ熱か発熱か病的高熱であるのかをアセスメントし、体温上昇に伴う随伴症状の有無も把握します。

クーリングは、「安楽」「鎮痛や止血」「体温の低下」を目的としています。発熱時はセットポイントに達したら、まずは熱の放散を妨げないように布団を剥ぐなど、熱がこもらないように調節します。それから、患者の不快感を解消する安楽や安静のためであれば、看護者の判断で冷罨法を行います。熱中症や脳血管障害による体温調節機構の障害では、セットポイント（基準値）の上昇がないため、解熱剤は効果がありません。クーリングによる熱の放散が必要です。42℃を超えると生命の危機状態になることもあります。

体温を下げる目的の治療としてのクーリングは、体表面の近くを通っている動脈がある頸部や腋窩、鼠径部へ氷嚢や冷湿布などを適切に当てます。

体温低下を目的としたクーリングの効果と危険性を正しく理解したうえで、医師の指示のもと実施しましょう。

現在、体表クーリングの有効性がわかっているのは、「体温調節機構が病的に障害されている場合」または「深い鎮静や筋弛緩薬を使った全身麻酔で抑制されている場合」のみです。それ以外の場合でのクーリングは、寒冷反応（寒気、ふるえ、立毛筋収縮、末梢冷感、チアノーゼ）を引き起こして、酸素消費量を増大させるリスクがあることを覚えておきましょう。

また、背部のクーリングは、広範囲を冷やすことができますが、体表面近くに太い血管も走行していないため解熱効果は少なく、自力で体位変換ができない患者に用いられると凍傷などのリスクが懸念されています。

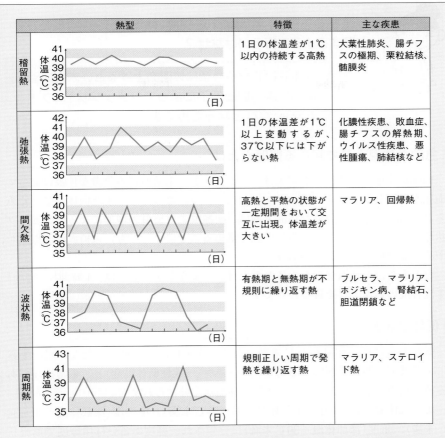

熱型	特徴	主な疾患
稽留熱	1日の体温差が1℃以内の持続する高熱	大葉性肺炎、腸チフスの極期、栗粒結核、髄膜炎
弛張熱	1日の体温差が1℃以上変動するが、37℃以下には下がらない熱	化膿性疾患、敗血症、腸チフスの解熱期、ウイルス性疾患、悪性腫瘍、肺結核など
間欠熱	高熱と平熱の状態が一定期間をおいて交互に出現。体温差が大きい	マラリア、回帰熱
波状熱	有熱期と無熱期が不規則に繰り返す熱	ブルセラ、マラリア、ホジキン病、腎結石、胆道閉鎖など
周期熱	規則正しい周期で発熱を繰り返す熱	マラリア、ステロイド熱

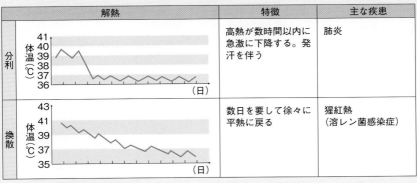

解熱	特徴	主な疾患
分利	高熱が数時間以内に急激に下降する。発汗を伴う	肺炎
換散	数日を要して徐々に平熱に戻る	猩紅熱（溶レン菌感染症）

図1-15　さまざまな熱型

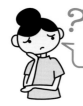

保温をする際、1 時間に 1 度程度、体温が
上昇するように行うのはなぜ？

A ▶▶▶ 低体温状態から急激に体温を上げると、末梢血管の
拡張による血圧低下によってショック状態（ウォー
ムショック）となるためです。

急激な体温上昇で起こる問題点とは

　低体温状態から急に体温を上げようとすると、末梢血管の急激な拡張によって
血圧が低下しショック状態（ウォームショック）となったり、また低体温でよくみ
られる脱水状態での急激な体温上昇は、組織酸素需要量の増加によってショック
状態となります。さらに急激に体表を暖めることによっても、末梢血液が環流し、
中心体温が低下することがあります。

　保温あるは低体温状態から体温を上昇させようとする際には、1 時間に（0.5〜）
1 度程度の体温上昇を目安とします。

低体温症とは

　低体温症は深部体温が 35℃ 未満である状態を指し、疾患をもたない寒冷暴露
による深部体温の低下による偶発性低体温症（一次性低体温症）と、薬物投与やあ
る種の疾患、栄養失調による二次性低体温症に分けられます。

　また低体温症は、軽度（深部体温：34〜35℃ 未満）、中等度（深部体温：30〜34
℃ 未満）、重度（深部体温：30℃ 未満）に分類され、軽度あるいは中等度で還流リ
ズムを有するものは、加温手技や毛布などでカバーする体表からの能動的体外復
温を行います。

脈拍

2

脈拍測定の意義を理解しましょう。

脈拍とは、血液が心臓から大動脈に送り出される際
（駆出）に生じる拍動で、その拍動が大動脈の弾性
（弾性エネルギー）によって、全身の動脈に伝わり
触知されます。

脈拍を測定することで、①脈拍の回数（多い、少な
い）、②脈拍のリズム〔整（規則的）、不整（不規則）
の有無〕、③脈拍の性状（末梢血管抵抗の大きさ、
立ち上がりの速さ）、④脈拍の左右差などが確認で
き、心臓を中心とした循環器系の異常を早期に発見
できます。

脈拍測定時には、同時に患者の全身状態（意識状態
や呼吸、皮膚の温度など）を観察したり、動脈の硬
さや蛇行、脈拍の左右差をみていきます。

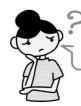

脈拍を測定するとき示指、中指、薬指の
3指で測定するのはなぜ？

A ▶▶▶ 母指を用いると、測定者の母指血管自体の拍動が、患
者の脈拍と混同して測定値に誤差を生じるためです。

脈拍測定時、母指を用いないのは

　母指の動脈は、示指、中指、薬指に比べ太いため拍動も大きく、患者の脈拍と
混同して、測定に影響を与えるものと考えられます。また、母指以外でも指先に
力を入れ過ぎると、測定者の指先の脈拍を感じることがありますので注意を要し
ます。

脈拍の測定方法は

　3指(示指、中指、薬指)による脈拍の触診は(人によっては示指と中指の2指)、
指を橈骨動脈に沿って平行に置き、最初は均等に力を加えます(図2-1)。これ
により3指の指先に脈拍を触れることができ、脈拍数やリズムの整、不整を知る
ことができます。
　次に、患者の心臓側に置かれた指(薬指と中指)に力を加え、橈骨動脈の拍動が
示指に伝わらなくなるまで圧を加えます。この方法によって、脈の大小や、弾力

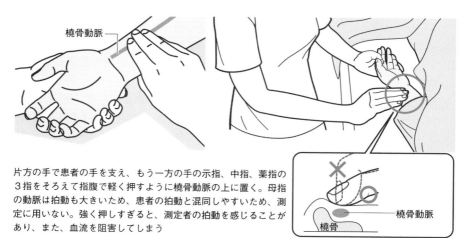

橈骨動脈

片方の手で患者の手を支え、もう一方の手の示指、中指、薬指の
3指をそろえて指腹で軽く押すように橈骨動脈の上に置く。母指
の動脈は拍動も大きいため、患者の拍動と混同しやすいため、測
定に用いない。強く押しすぎると、測定者の拍動を感じることが
あり、また、血流を阻害してしまう

橈骨動脈
橈骨

図2-1　脈拍の測定方法

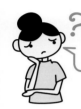

性などを知ることができます。

　最後は3指の力を橈骨動脈の走行と直角に加え、どのくらい圧迫したときに拍動が触れなくなるかを調べることにより、動脈壁が弾性に富み、やわらかいかどうかがわかります。

　動脈硬化性の変化の進んだ状態では、少々3指に力を加えても、容易に血流を止めることはできません。

脈拍は、一般に橈骨動脈で測定するのはなぜ？

A ▶▶▶ 皮膚に近い部位にあり、走行部位の個人差が比較的少なく、衣服におおわれることが少ないためです。

橈骨動脈の位置は

　脈拍は、一般に橈骨動脈の拍動を触れることによって測定します。これは第一に橈骨動脈が皮膚に近い部分を走行し、脈拍が弱い場合でも、体表からその拍動に触れやすいからです。

　橈骨動脈は手関節の橈側（母指に近い部分）を走行しています。通常この部位は、皮下脂肪も薄く、血管も皮下脂肪の浅い部位にあります。心臓の拍動に応じて心臓から全身の動脈に送り出される血液の波動、つまり脈拍を容易に触れることができます。

動脈のなかで橈骨動脈を選ぶのは

　また通常脈拍を触れることができる動脈は、**図2-2**のようにいくつかありますが、それぞれ触れる部位や触れ方に個人差があります。とくに足背動脈では10％程度の人は脈拍が触れないといわれています。その点、橈骨動脈は、比較的個人差が少なく、正常な状態で橈骨動脈の脈拍が触れないことはほとんどないと考えられます。

　さらに橈骨動脈は総頸動脈、上腕動脈に次いで心臓の位置から近い部位にあり、心臓より遠いほかの部位の動脈よりも脈拍が触れやすくなっています。

　そのほか、総頸動脈とともに、衣服におおわれることは少なく、緊急時にも即座に脈拍の測定が可能です。

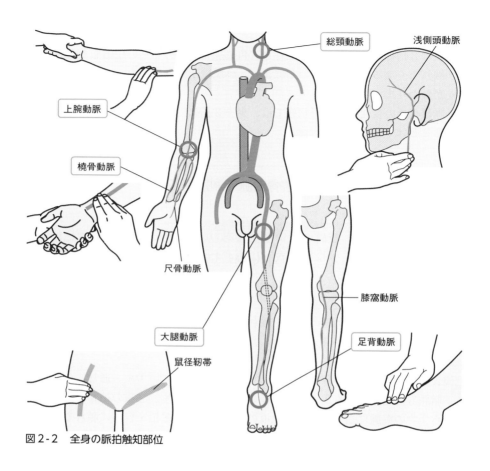

図2-2　全身の脈拍触知部位

（図中ラベル）
総頸動脈
浅側頭動脈
上腕動脈
橈骨動脈
尺骨動脈
大腿動脈
鼠径靭帯
膝窩動脈
足背動脈

Nursing Point

　脈拍測定する場合は、示指・中指・薬指の3指を平行にそろえて血管の走行に沿って置き、ほんの少し圧をかけてみるとより明確に触れます。
　また、毎日ほぼ決まった時刻の安静時に脈拍（数、リズム、脈圧）を観察して、その人のいつもの脈拍を把握しておくと、異常の早期発見につながります。
　原則として、不整脈の有無を観察するために1分間測定しましょう。

脈拍数と心拍数が異なる場合があるのは
なぜ？

A ▶▶▶ 心臓が拍動しているにもかかわらず、循環血液量が
減少しているか、心室に十分な血液量が充満しない
まま心臓が拍動しているためです。

脈の欠損（結滞）が原因

　一般的には心拍数と脈拍数はほぼ大きな差はないのですが、期外収縮や心房細動などの不整脈をきたす疾患では、脈拍が何回かに1回途切れてしまう〔脈の欠損（結滞）とよぶ〕状態が生じ、脈拍数が心拍数より少なくなります。

　これは正常なリズムによる心臓の収縮でないために、心室に血液が充填される前に心臓が収縮し、十分な血液量を大動脈に送り出すことができず、このため大動脈に伝わる拍動が弱く、脈拍として触れることが難しくなり脈の欠損（結滞）が生じます。

　また、循環血液量が減少している場合も、心臓から大動脈に送り出される血液量が少なく、拍動が弱くなるとともに脈拍として触れることが困難となり、脈拍数の減少をきたすことがあります。

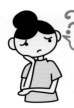

脈拍の左右差を確認するのはなぜ？

A ▶▶▶ 脈拍の左右差がある場合、拍動が弱い側の動脈狭窄
などが疑われます。

動脈狭窄の原因とは

　通常異常のない状態であれば、脈拍の左右差はほとんどありませんが、縦隔（へ進展する）腫瘍による圧迫や、大動脈炎症候群、動脈瘤、鎖骨下動脈狭窄症などでは、動脈の狭窄を生じた側の拍動が弱くなります。脈拍の上下差を生じる場合もありますが、これも解離性大動脈瘤、大動脈狭窄、血栓や塞栓などが原因となります。

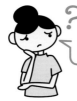

脈拍測定時、首を曲げたり回したりして
はいけないのはなぜ？

A ▶▶▶ 鎖骨によって鎖骨下動脈が押さえられ、橈骨動脈ま
で脈波が伝わらなくなることがあるためです。

脈波が伝わりにくくなるのは

橈骨動脈での脈拍の触診時は、被検者は首を曲げたり回したりしてはいけません。

これは、首を曲げることによって鎖骨が後下方へ引っ張られ、鎖骨下動脈が圧迫されてしまいます。そのため首を曲げた側の末梢部にある橈骨動脈まで脈波が伝わらなくなることがあるからです。また前斜角筋による鎖骨下動脈の圧迫が生じることもあります。

橈骨動脈で脈拍が触れない場合は

橈骨動脈での触診で脈拍が触れない場合は、①大動脈炎症候群などの血管の炎症や血栓、塞栓形成によって動脈の内腔が極端に閉塞した場合、②橈骨動脈の走行異常があり、通常の場所で脈拍が触れない場合などがあげられます。前者では、一方の橈骨動脈で脈拍が触れなくても、反対側の橈骨動脈では脈拍が触れることがあります。すなわち脈拍の左右差が生じます。

さらに急性心不全（左心不全）や僧帽弁狭窄症、低血圧や高度の貧血（大量の出血）などでは、脈拍の緊張度が低下し、脈拍が触れにくいことがあります。

以上の原因以外にも橈骨動脈の脈拍が触れにくいことがありますが、そういう場合は、被検者に手掌を握ったり拡げたりする動作を10〜15回程度くり返させ、その後触診すると、脈拍の測定がより容易に行なえることがあります。

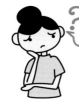

年齢により脈拍数が違うのはなぜ？

A ▶▶▶ 新生児から小・中学生までは基礎代謝量が高く、成
人から高齢者にかけて漸減するためです。

年齢による脈拍数は

脈拍数は健康成人で1分間に70〜80回ですが、新生児で120〜140回／分、乳児

で120回/分前後、3歳までは100回/分以上が多く、以後年齢とともに減少します。小学生男子で80〜90/分回、中学生で70〜80/分回ぐらいになり、以後一定した値をとります（表2-1）。

表2-1　年齢による循環機能の変化

年齢	脈拍数(回/分)	血圧(mmHg)	
		収縮期血圧	拡張期血圧
新生児	120〜140	60〜80	60
乳児	110〜130	80〜90	60
幼児	100〜110	90〜100	60〜65
学童	80〜90	100〜120	60〜70
成人	70〜80	120〜130	70〜80

高齢者の脈拍数が少ないのは

　高齢者では脈拍数は少なく、60回/分くらいの人も多くみられます。これは、基礎代謝量が、新生児から小児期をピークとして、年齢とともに減少するためと考えられます（図2-3）。

小児期の脈拍数の変化は

　小児期では、興奮したり、泣いたり、精神的にも不安定な状態にあるため、そのつど脈拍数の増加に影響します。

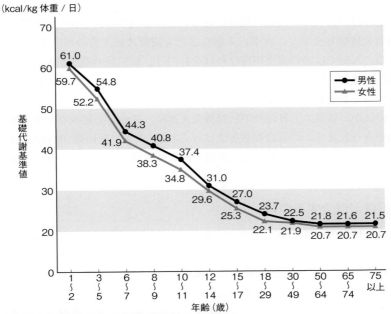

（kcal/kg体重/日）

図2-3　基礎代謝量の年齢的推移と男女の差異

（日本人の食事摂取基準2020年版より作成）

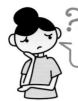

運動、食事、入浴、精神活動などにより、
脈拍数が違うのはなぜ？

A ▶▶▶ 自律神経（交感神経、副交感神経）の興奮によって
心臓の拍動数、すなわち脈拍数が変化するためです。

心臓の拍動は

　左心室が収縮すると、圧力の波が動脈壁を伝わり、脈拍となって動脈で触知されます。通常、脈拍数と心拍数は同じです。

　この心筋の収縮による拍動は、交感神経および副交感神経からなる自律神経の刺激によって規制されています。交感神経の興奮は、心筋および心臓の拍動リズムを調節する刺激伝導系に作用します。その結果、心臓の拍動数を増加させ、心筋の収縮力が増大し1回の心拍出量も増加します。一方、副交感神経の興奮は心拍数を抑制する方向に働きます。

脈拍数が増加するのは

　交感神経の興奮は、運動、精神的興奮などで増加され、心臓の拍動数、つまり脈拍数も増加しますが、食事、入浴などでも同様に脈拍数の増加をきたします。ただし、入浴では湯の温度が高ければそれだけ、脈拍数の増加がみられます。

　脈拍は通常、周期的に一定のリズムで規則的に打っています。不規則に打つ脈拍はすべて不整脈とよびます。

　そのほか、体温の上昇時や甲状腺機能亢進時、貧血、心筋炎などでも脈拍数の増加がみられます。これは頻脈とよばれる状態（成人で脈拍数100回／分以上）で、これらは刺激伝導系のなかでも洞結節の興奮性亢進によるものが多く、洞性頻脈とよばれています。

脈拍数が減少するのは

　逆に脈拍数の減少をきたす場合があり、これを徐脈（成人で脈拍数60回／分以下）とよんでいます。これは、たとえば運動選手で訓練を積むと、1回の心拍出量が増加するために、心臓の拍動数が減少します。その結果、1分間の送血量を正常量に維持するために、脈拍の減少がみられます。いわゆるスポーツ心とよばれる状態であり、心臓の肥大を認めます。ほかに脳圧亢進、黄疸、ジギタリスや降圧剤の一部などの服用時、甲状腺機能低下症でも徐脈がみられます。

押さえておこう

　脈拍とは、心臓（左心室）から動脈に血液が送り込まれるときに生じる波動です。脈拍を測定することで、心臓から送られた血液が脈拍触知の部位まで送られているかどうかがわかります。

　成人の場合、脈拍数が60回/分以下を徐脈、100回/分以上を頻脈といいますが、さらに40回/分以下、120回/分以上となっている場合や脈の触れが弱い場合では、心臓のポンプ機能を果たしていない、あるいは全身への血液供給が不十分になっている可能性があり、ただちに治療・処置が必要となります。

　橈骨動脈で脈が触れない場合は、上腕動脈を確認してみましょう。それでも触れない場合は大腿動脈や頸動脈での拍動を確認してみます。収縮期血圧の予測（橈骨動脈触知可能であれば80mmHg以上、大腿動脈触知可能であれば70mmHg以上、頸動脈触知可能であれば60mmHg以上）ができます。

　心臓の刺激伝導系に異常がある場合は、不整脈として触知されます。

　脈拍に異常がある場合は、意識や血圧、めまい・立ちくらみ・動悸などの随伴症状を合わせて観察し、標準12誘導心電図やモニター心電図を装着し、詳しくアセスメントしていく必要があります。

　脈拍測定によって組織に必要な循環が保たれているかどうかが予測されるため、もし異常があれば速やかに医師に報告し治療・処置が行われることが大切です。

3 呼吸

呼吸測定の意義を理解しましょう。

呼吸とは、生命活動を維持するのに必要なエネルギーの産生を行うために酸素を取り入れ、代謝の結果生じた二酸化炭素を排出することです。

肺胞内の空気と、そこを流れる血液との間での酸素と二酸化炭素の交換を外呼吸とよびます。また末梢組織では動脈から酸素を取り入れ、二酸化炭素を静脈に排出しており、これを内呼吸とよびます。

バイタルサインとしての呼吸測定は、①呼吸数、②呼吸の深さ（換気量）、③呼吸のリズム、④呼吸音などです。呼吸の状態を知ることによって、呼吸機能の異常をアセスメントすることができます。

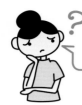

呼吸測定時、患者に気づかれないように
して測定するのはなぜ？

A ▶▶▶ 呼吸の周期は意識的に変えることができるためです。

呼吸のメカニズムは

　呼吸とは、代謝に必要な酸素を各器官の細胞に供給し、代謝によって生じた二酸化炭素を排出することをいい、外呼吸と内呼吸がある。外呼吸とは肺胞内の空気と血液との間でのガス交換のことで、内呼吸とは血液と組織細胞との間での酸素と二酸化炭素の交換をいいます。

　安静時の正常呼吸は、成人の場合、1分間に12～20回/分の頻度です。450mLくらいの空気の吸息（1回換気量）と、呼息を無意識のうちに周期的にくり返しています。その意味では、心臓の収縮運動に似ていますが、心臓と異なり、肺の組織自身には肺胞を拡げたり縮めたりする筋肉はありません。

　実際には、横隔膜の収縮と外肋間筋の収縮によって、胸腔が拡げられたときに肺は膨らみ、これらの筋肉が弛緩したときに縮みます（図3-1）。横隔膜や外肋間筋は自動能をもたない骨格筋であるので、これらの筋肉を支配する運動ニューロンからインパルス（活動電位）がこなければ収縮しません。呼吸の周期性形成に関与する中枢は延髄にあります。そこからインパルスが周期的に出ていて、それにより吸息と呼息が周期的にくり返されているわけです（図3-2）。

　この呼吸中枢には、吸息筋を支配する運動ニューロンに興奮性のインパルスを送る吸息ニューロンと、呼息筋を支配する運動ニューロンにインパルスを送る呼息ニューロンとがあります。吸息ニューロンは、心臓と同じように周期的な興奮をくり返す性質があります。

意識的に呼吸の周期を変えることができるのは

　基本的には、呼吸の自動性や周期性は、この吸息ニューロンの働きによります。この活動はさらに上位の中枢や末梢の受容器からの信号に多くの影響を受けるため、意識的に呼吸の周期を変えることが可能となります。

　正確に呼吸測定をするには、患者に呼吸に対して意識させないことが重要です。

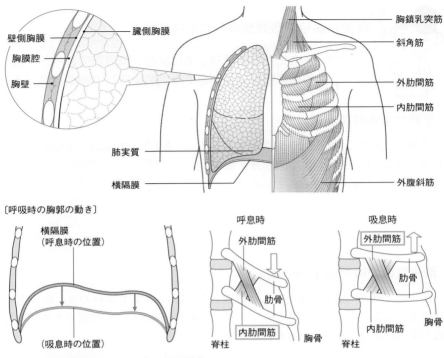

図3-1　呼吸運動にかかわる筋と呼吸運動

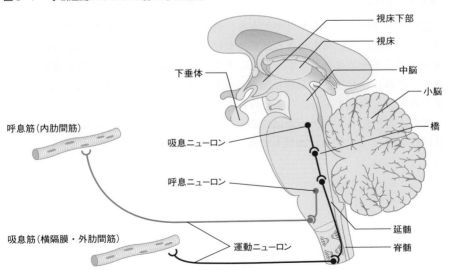

図3-2　延髄の呼吸中枢から呼吸筋への神経経路

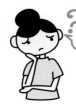

年齢により呼吸数が異なるのはなぜ？

A ▶▶▶ 新生児から学童期までは肺の発育段階であり、1回の換気量が少ないので呼吸数の増加で補うためです。

年齢による呼吸数は

　安静時における呼吸数は、新生児で1分間に35〜50回/分、学童期で20回/分、成人で16〜18回/分が平均値であるといわれています(表3-1)。

表3-1　年齢による呼吸数の変化

年齢	呼吸数(回/分)
新生児	35〜50
乳児	30〜40
幼児	20〜30
学童	20
成人	16〜18

新生児の呼吸数が多いのは

　新生児では35〜50回/分と成人と比較して、2.5〜3倍も多いのは、新生児の肺がまだ発育を始めたばかりなので、ガス交換が行われている場所である肺胞の数が非常に少なくなっているためです。

肺の成長は

　胎児は羊水の中にいるわけですから、外呼吸はしておらず肺胞は閉じている状態です。生後、外呼吸が始まると肺の成長、つまり肺胞数が徐々に増加し、学童期を過ぎると成長は止まって一定化しますが、1回換気量はその後も増加を続けます。これには呼吸筋の発達と胸郭の発育によって1回の呼吸がより深くなり、また呼吸法も変化するものと考えられます。

　また、新生児の1回換気量は約25mLときわめて少量であり、成人の1回換気量は約450mLですから、20倍もの違いがあるといわれています。

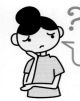 激しい運動後などは、呼吸が速く、深くなるのはなぜ？

A▶▶▶ 筋運動によって、筋および関節からの神経反射が起こり、また体温上昇、血液中の酸素（O_2）濃度の低下による呼吸中枢の興奮が起こるためです。

呼吸を増加させる因子は

　安静時の体内酸素消費量は1分間に約300mLですが、運動時にはその10倍以上になります。運動初期には呼吸中枢が強く刺激されないために、他の組織から動員された酸素が補うことになります（酸素負債）。しかし、筋運動が強くなり、酸素消費量が増加すると、他の組織からの酸素動員が追いつかず、血液中の酸素濃度が低下します。また、筋肉中の乳酸が分解され、血液のpHが低下し、間接的に呼吸中枢を刺激することになります。

　そのほか、筋および関節からの神経反射や、体温上昇による呼気からの熱放散の上昇なども呼吸数を増加する因子となります。

　これらの呼吸中枢刺激により、呼吸数が増加し、また呼吸の深さも増大します。

呼吸運動の調節は

　呼吸運動の調節を簡単に説明します。

①中枢性化学性調節

　呼吸運動の調節は中枢を流れる血液の温度、成分によって影響され、血液の温度上昇、二酸化炭素の増加、pHの減少によって中枢が興奮し、呼吸運動が促進されますが、中枢は二酸化炭素に対する感受性が最も強いと考えられます（図3-3参照）。

②末梢性化学性調節

　頸動脈球など、血液中の二酸化炭素の増加および酸素の減少に対して感受性を有する化学受容体による呼吸運動の調節（図3-3参照）。

③肺迷走神経反射〔ヘーリング・ブロイアー（Hering Breuer）反射〕

　肺には伸展あるいは収縮によって興奮する2種の張力受容器があります。1つは、肺がある程度伸展すると興奮する受容器であり、ここからの刺激が呼吸中枢に伝えられると、吸息中枢の興奮を中止させて呼息を起こさせます。もう1つは、肺が安静吸息時よりも2倍以上拡容したとき、および過度に収縮したときに興奮

する受容器で、ここからの刺激は吸息中枢の興奮性を高めるように働きます。

④頸動脈洞および大動脈弓反射

　頸動脈洞および大動脈弓には血圧に対する圧受容体があります。血圧が上昇すると呼吸運動は抑制され、下降すると呼吸運動は促進されますが、生理的範囲の血圧変動では効果は少なく、主として循環系の調節を行なっています。

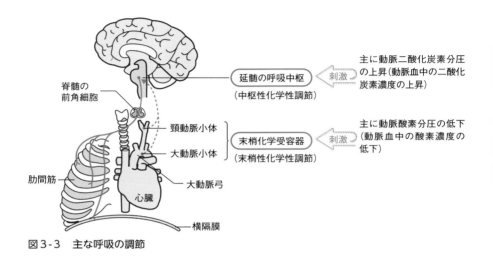

図3-3　主な呼吸の調節

押さえておこう

　慢性的な呼吸器疾患がある患者に酸素投与をするときは、二酸化炭素（CO_2）ナルコーシスに注意が必要です。

　慢性的に二酸化炭素濃度が高い状態が続くと、二酸化炭素濃度の上昇に対する中枢化学受容体の反応が鈍くなります。このとき、呼吸は酸素濃度の低下の刺激によって保たれていますが、ここに高濃度の酸素を投与して低酸素血症を急激に改善させてしまうと、酸素低下による刺激もなくなり、換気は低下し、さらなる二酸化炭素の蓄積を引き起こしてしまいます。

　二酸化炭素ナルコーシスの症状には、頭痛、あくび、振戦、発汗、意識障害（傾眠、昏睡、けいれん）などがあります。さらに悪化すると死に至ることもあります。

呼吸に異常があった場合、さまざまな病態が関連していることが考えられます。何が原因で呼吸に異常がみられているのかをアセスメントしていくことが大切です（表3‑2）。

呼吸音には、正常呼吸音（肺胞呼吸音、気管支肺胞呼吸音）と、病的な肺から聴取できる異常呼吸音（無気肺や気胸による呼吸音の減弱など）の副雑音（断続性副雑音、連続性副雑音）とに分類されます（図3‑4、5）。

・水泡音（コースクラックル）：水泡の弾けるような「パチパチ、ブツブツ」という低い音で、気管支や細気管支での分泌物の貯留が原因だと予測されます。
・捻髪音（ファインクラックル）：毛髪を捻るような「チリチリ」という高い音で、肺の間質の肥厚により硬くなった肺胞が開く音です。
・いびき音（ロンカイ）：咽頭から気管支まで聴取される「ボーボー」という低い音で、比較的太い気管の狭窄が原因だと予測されます。
・笛声音（ウィーズ）：末梢気管支で聴取される「ヒューヒュー」という高い音で、細い気管支の狭窄が原因だと予測されます。

表3‑2　呼吸数・深さ・リズムの異常

種　数		型	呼吸数と1回換気量	特徴・原因・発生時
正常	正常呼吸		12〜20回/分、400〜500mL	―
数の異常	頻呼吸		25回/分以上、400〜500mL	呼吸数が増加。心不全、肺炎、発熱、興奮
	徐呼吸		12回/分以下、400〜500mL	呼吸数が減少。脳圧亢進、睡眠薬投与など
深さの異常	過呼吸		1回の換気量が増加	運動直後、甲状腺機能亢進症、貧血
	減呼吸		1回の換気量が減少	呼吸筋の低下、胸郭の可動性の障害
深さと回数の異常	多呼吸		20回/分以上、500mL以上	胸水の貯留、二酸化炭素の蓄積、神経症
	少呼吸		12回/分以下、400mL以下、休息期が長い	不可逆的な呼吸停止の直前
	クスマウル呼吸		20回/分以上、大きい呼吸では1000mL以上	糖尿病性昏睡、尿毒症性昏睡
周期の異常	チェーン・ストークス呼吸		漸減（休止期あり、不規則）、1000mL以上	心不全、尿毒症、脳出血、低酸素血症
	ビオー呼吸		不規則、1000mL以上	同じ深さの呼吸が続いた後、呼吸停止を伴う。髄膜炎

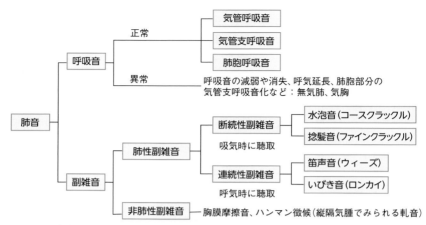

図3-4 　肺音の分類

（肺の聴診に関する国際シンポジウム，日本医師会雑誌、94（12）：2049～2052、1985より改変）

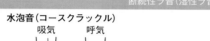

水泡音（コースクラックル）

吸気　　呼気

気管支

細くなって
いくので乱
流が起こる

太くなってい
くので乱流が
起こらない

気管支や細気管支で聴かれる音。
やわらかく流動性のある分泌物が貯留

捻髪音（ファインクラックル）

吸気　　呼気

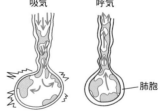

肺胞

吸気の末期に聴こえる音。肺間質の肥厚に
より閉じた肺胞が開くときに発生する

連続性ラ音（乾性ラ音）

笛声音（ウィーズ）

吸気　　呼気

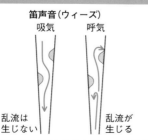

乱流は
生じない

乱流が
生じる

末梢気管支で聴かれる音（高音の連続音）。
少量の硬い分泌物が貯留

いびき音（ロンカイ）

吸気　　呼気

咽頭から気管支までで聴かれる音（低音）。
多量で硬い分泌物が貯留

図3-5 　副雑音の種類

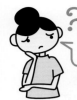

SpO₂が90％以下のときに、早急な対
応が必要なのはなぜ？

A ▸▸▸ SpO₂が90％ときは呼吸不全の状態で、SpO₂が
75％のときは心虚血性変化をもたらす危険性があ
り、SpO₂が50％のときは意識障害や昏睡状態に
至る危険性があるため、早急な対応が求められます。

SpO₂とは

　パルスオキシメータで測定した経皮的動脈血酸素飽和度のことです。酸素の多
くは血液中のヘモグロビンと結合して全身に運ばれます。全身のヘモグロビンに
対して酸素と結合しているヘモグロビン（酸化ヘモグロビン）の割合を示したもの
を酸素飽和度（SaO_2）といいます。SpO_2モニターで測定した数値（SpO_2）と動脈血
酸素飽和度（SaO_2）とは、ほぼ一致します。動脈血酸素飽和度（SaO_2）と動脈血酸
素分圧（PaO_2）との関係は、酸素解離曲線で示されます（図3-6）。

　つまり、SpO_2が90％のときはPaO_2は約60mmHgであり、呼吸不全の状態と判
断できます。SpO_2が75％のときはPaO_2は約40mmHgであり、心虚血性変化をも
たらす危険性があります。SpO_2が50％のときは、PaO_2は約27mmHgであり、組
織障害をきたし、意識障害や昏睡状態に至る危険性があります。

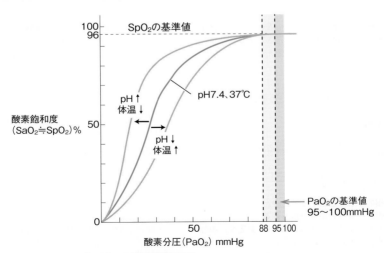

図3-6　ヘモグロビンの酸素解離曲線

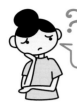

**末梢循環不全のある部位でSpO₂測定を
避けるのはなぜ？**

A ▶▶▶ 末梢循環不全やマニキュアなどがある場合、末梢の
血流や色の違いを捉えることが困難となり正確な測
定ができなくなるためです。

パルスオキシメータの測定は

　パルスオキシメータは、センサーの発光部から目に見える赤い光（赤色光）と見
えない光（赤外光）の2種類の光を発光させ、それぞれの光の酸化ヘモグロビンと
還元ヘモグロビンに対する吸光度の違いを利用して酸素飽和度を測定しています。
透過光のうち拍動のある成分だけを抽出して表示することによって、動脈血中の
酸素飽和度を測定することができます（図3-7）。

【プローブの装着】

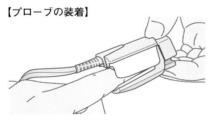

爪が伸びていたら短く切り、濃いマニキュアは
除去する。そのうえで指の先端までしっかりと
差し込んで挟む。発光部と受光部を互いに対向
させる。

【測定の仕組み】

発光部

赤色光 660nm　赤外光 940nm

受光部

赤色光信号
赤外光信号

プローブの発光部より出る赤外光で酸化ヘモグ
ロビンを、赤色光で還元ヘモグロビンを測定し、
血液中のヘモグロビンに結合している酸素の割
合をみる

【プローブの正しい装着の方法】

よい
装着位置

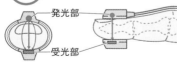

発光部

受光部

・指の中心を通過する光を検出
・大きい動脈の信号が得られる
・発光部が爪の生え際の場合は、動脈血の脈動
　成分が大きく、SpO₂測定に適している

悪い
装着位置

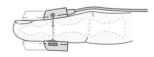

・指の縁を通過する光も検出される
・信号の脈動は減少する
・発光部が関節部位の場合は、動脈血の脈動成
　分が小さく、SpO₂測定に適していない

図3-7　パルスオキシメータ

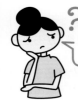

呼吸が苦しいとき、臥位よりも座位のほうが楽なのはなぜ？

A ▶▶▶ 横隔膜が下がり、呼吸面積が広がることにより、呼吸がしやすくなるためと、肺のうっ血状態が軽減されるためです。

座位をとると

座位になると横隔膜が下がり、臥位の状態で腹部臓器による横隔膜への圧迫が避けられるからです。その結果、呼吸面積が広がり、肺の伸展が容易となります。また、胸郭が伸展し、横隔膜や側腹筋の運動がより活発にもなります。

座位をとると呼吸が楽なのは

うっ血性心不全などの心臓性呼吸困難の場合、臥床しているときには呼吸困難が強くなり、上半身を起こしオーバーテーブルなどにもたれかかり、前傾を保つ姿勢（起座位）をとるか、後ろに寄りかかる姿勢（ファーラー位）をとると楽になるので、この位置をとりたがるようになります（図3-8）。この状態を起座呼吸（orthopnea）とよびます。前述の肺活量の増加に加えて、座位では下肢や腹部の静脈に血液がたまり、心臓に戻ってくる血液（静脈還流）が減少するので、肺うっ血が軽減され、呼吸が楽になります。

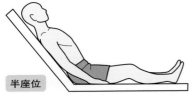

半座位

ファーラー位：ベッドの頭部を 45〜60°挙上した体位であり、ベッドの下方に滑りやすいため、膝を 15°ほど屈曲させた体位
セミファーラー位：ベッドの頭部を約 30°挙上した体位

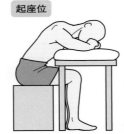

起座位

長座位の状態からオーバーテーブルなどに寄りかかる、前傾姿勢の体位

図3-8 呼吸が楽になる体位

呼吸状態のアセスメントに必要な観察項目には、呼吸リズム・深さ・回数、SpO$_2$値、呼吸音・チアノーゼ・自覚症状 (息苦しさ・倦怠感) があります。

呼吸回数・深さ・リズムは、患者に意識させずリラックスした状態で測定することが大切です。また、その患者のいつもの値との変化をみることで異常の判断に役立ちます。

呼吸音は、音の減弱・副雑音の有無を聴診します (図 3 - 9)。

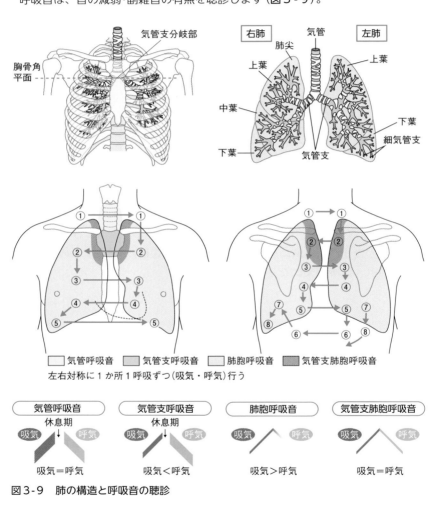

図3-9　肺の構造と呼吸音の聴診

4 血圧

血圧測定の意義を理解しましょう。

血圧とは、心臓から拍出された血液が血管壁を押し広げることによって生じる圧力のことです。血圧は心臓が収縮するときに最も高い数値を示し、これを収縮期血圧とよびます。また、心臓が拡張（弛緩）するときに最も低い数値を示し、これを拡張期血圧とよびます。血圧は、①心拍出量、②血管壁の弾力性、③循環血液量、④血液の粘度、⑤末梢血管の抵抗、といった５つの要因に左右されます。血圧値は血液の循環動態を知る手がかりとなります。とくに高血圧は、脳卒中や心筋梗塞を引き起こす重要な要因となります。

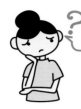

一般に血圧を上腕で測定するのはなぜ？

A▶▶▶ 単純にほかの場所よりも測定が容易であることと、もう1つは、臥位でも座位でも心臓と同じ高さになるためです。

左心室・大動脈の圧力は

左心室のなかの圧力は、ギュッと収縮した瞬間が最も高く、120mmHgほどになり、血液を送り出した直後は低く、0〜10mmHgほどしかありません。大動脈のなかの圧力は、入口付近では、心臓が収縮した直後に120mmHg、拡張期には80mmHgくらいになります。

血圧とは

血圧とは、このように血管が内側から押される圧力（内圧）のことですが、普通は動脈の内圧を意味します。実際に真の血圧を測定するとなると血管の中へ針を刺して測定する方法がありますが、臨床的には困難であり、日常の血圧測定としては不可能です。一般に血圧といっているものは、患者に苦痛を与えず、測定の容易な上腕動脈の側圧（血管内から組織の方向へ作用している圧力）のことです。

血圧を上腕で測定するのは

大動脈では高かった圧力も血管が末梢に向かって枝分かれするに従って、ごくわずかずつ低くなっていきます（図4-1）。そして心臓に近い所と遠い所では、血圧も異なります。一般に血圧は臥位が最も高く、座位、立位へと体位を変換すると低下するものですが、その点、上腕の場合は臥位でも座位でも心臓と同じ高さにあるので、影響が少ないと思われます。

一般に、同一側で血圧を測定するのはなぜ？

A▶▶▶ 本来、血圧に左右差はないはずですが、健常者でもときに左右の腕で血圧に差がみられることがあるからです。

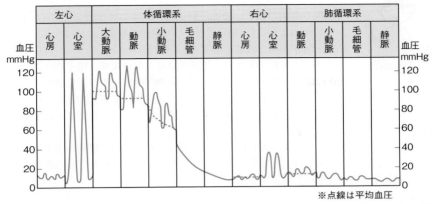

	左心		体循環系					右心		肺循環系			
血圧 mmHg	心房	心室	大動脈	動脈	小動脈	毛細管	静脈	心房	心室	動脈	小動脈	毛細管	静脈

※点線は平均血圧

(Shepherd JT, Vanhoutte PM.：The Human Cardiovascular System, p.5, Raven Press,1979)

図4-1　血管系各部位における血圧

一定の条件で測定するのは

　血圧は正常時でもマンシェットの幅と測定部の太さ、測定時の体位、生理的条件などによって変動を示します。望ましいのは、安静にして、常に一定の条件下（同一体位、同側の腕）で測定することです。

測定順による値の差は

　また、単に測定の順序のみによって左右差が生ずることがしばしばあるので、注意が必要です。

　1回目に右腕で測定し、2回目に左腕で測定すると、1回目と2回目の測定値が最大血圧および最小血圧ともに10〜20mmHgも差が出ることがあり、これをすぐ左右差があると判定することは危険です。

　このような場合には、もう一度右腕の血圧を測定してみる必要があります。こうすると、左腕と右腕の血圧がほとんど同じになることがしばしばあります。

　その理由としては、臥位をとってから、しばらくの間は血圧は徐々に低下してから安定するということと、血管を圧迫することで、血圧調節の反射を引き起こすことが考えられます。10〜20mmHg以上の著しい差がみられる場合には、動脈の閉塞または狭窄などが考えられますが、このようなときには、高いほうの値を最大血圧とするのが原則です。

臨床で使用されている血圧計には、アネロイド式血圧計 (バネの力を利用したもの)、電子血圧計 (半導体を利用したもの)、自動電子血圧計が使用されています (図4-2)。

アネロイド式血圧計では聴診が必要となります。電子血圧計が一般的によく使用されていますが、低血圧やショック時に聴診法では血圧が測れないことがしばしばあります。その際にはアネロイド式血圧計を用いると、橈骨動脈や正中皮動脈の触知を確認し触診法で収縮期血圧を確認することができます。

自動電子血圧計は、手術後や継続的に血圧測定が必要な場合に使用します。

また、以前には水銀血圧計が使用されていましたが、水銀の処分による環境汚染が問題となり現在は使用されていません。

聴診器のチェストピース (採音部) には、ダブルタイプ (膜面とベル面)、シングルタイプ (膜面のみ) があります (図4-3)。チェストピースの膜面とは、開口部がプラスチック製の膜 (ダイアフラム) でおおわれていて、呼吸音や腸蠕動音、正常心音などの高音が聴き取りやすくなっています。血圧測定の場合、膜面のほうで聴取します。一方、ベル面とは開口部にゴムのリングが付けられていて、異常心音などの低音が聴き取りやすくなっています。皮膚に軽く密着させて使用します。

アネロイド式 (タイコス式) 血圧計
・聴診が必要。低血圧やショック時に触診で使用する。

電子血圧計
・さまざまなタイプがある。

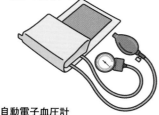

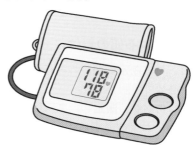

自動電子血圧計
・術後や継続的な血圧測定に用いいられる。脈拍や呼吸数なども同時に計測できる。

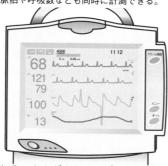

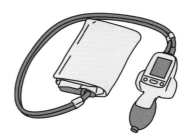

図4-2　さまざまなタイプの血圧計

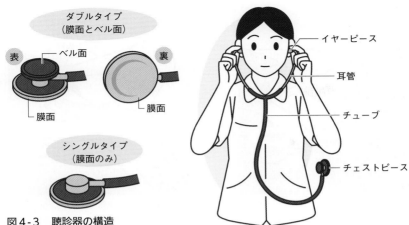

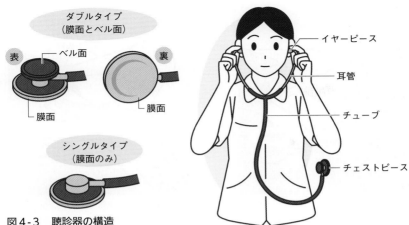

図4-3　聴診器の構造

◆血圧測定の実際

　血圧測定時は、以下のことに注意してください（図4-4）。

・血圧変動をきたすような要因を極力排除し、安静状態での安定した値を測定します。測定値が高い場合は、10分ほど安静臥床してもらい再測定した値を踏まえアセスメンしましょう。

・マンシェットの装着は、ゴム嚢（加圧部）の中心に上腕動脈がくるようにマンシェットを上腕に巻きます。マンシェットのゴム嚢部分の幅は、上腕長の約2/3とします。成人の場合は、12～14cmのものを使用します。マンシェットの幅が広すぎると、最高血圧が低めに測定され、逆に狭いと高めに測定されます。

・マンシェットの下端と肘窩との間は2～3cm開けます。マンシェットをきつく締めすぎた場合、加圧前から血管を圧迫していることから、ゴム嚢への圧迫が少なくても血流が止まるため、値は低めに出ます。同様の理由で、厚手の長袖上衣による上腕の圧迫も避けるようにします。

・上腕動脈を触知し、その上に聴診器のチェストピースの膜面のほうを皮膚に直接あてがい、軽く圧迫します。チェストピースをマンシェットの中に入れると、正確な値が得られなくなるので注意します。

・1拍につき約2mmHgずつ下がるように送気球のねじを緩め、コロトコフ音を聴きます。コロトコフ音が消えたら、ただちに送気球のねじを緩めて圧を0まで下げます。

◆座位時の血圧測定方法

　米国心臓協会（AHA：American Heart Association）では、血圧測定は肘を心臓の高さで屈曲させた状態で測定することを推奨しています。血圧測定の測定時は、腕を体幹に直角にするというポジションを守ることが重要です。腕を体幹に平行にした状態では、腕を体幹と直角にした状態に比べて、収縮期血圧、拡張期血圧のいずれも高い測定値となります。それは、立位、仰臥位と姿勢にかかわらず同様です。

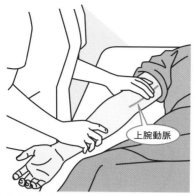

①上腕動脈を触知

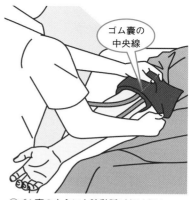

ゴム嚢の
中央線

②ゴム嚢の中心に上腕動脈がくるように
　マンシェットを上腕に巻く

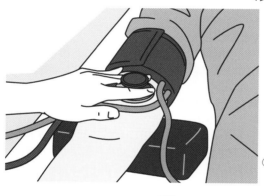

③聴診器のチェストピースの膜面を
　上腕動脈に当てて、軽く圧迫する

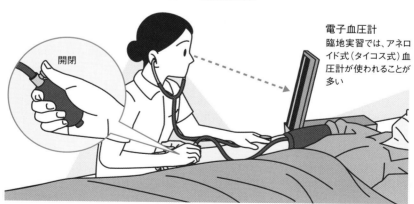

開閉

電子血圧計
臨地実習では、アネロ
イド式（タイコス式）血
圧計が使われることが
多い

③1拍につき約2mmHgずつ下がるように送気球を開き、コロトコフ音を聴く

図4-4　血圧測定の実際

測定部位を心臓と同じ高さになるようにするのはなぜ？

A ▶▶▶ 血圧は心臓の高さで測定することが原則で、心臓より高かったり、低かったりすると、正確な値が得られないためです。

測定部位の高さによる血圧値の違いは

　測定しようとする部位の血管の位置が心臓より高い場合、重力による血管内の静水圧の圧差だけ血圧は低くなります。逆に、低い場合には、血管内の静水圧の圧差だけ高くなります。

血圧を心臓の高さで測定できない場合は

　血圧は、水銀柱の高さで測定しており、mmHg（ミリメートルエイチジー）の単位で表しています。水銀は水の13.6倍の重さであり、水と血液の比重がほとんど等しいと考えると、心臓の高さから1cm上下した場合の圧差(x)は、

$$x\,mmHg \times 13.6 \div 10 = 1\,(cmH_2O)$$

$$x \fallingdotseq 0.7\,(mmHg) となります。$$

　以上の結果より、心臓の高さで測定できない場合には、心臓の高さから1cm上下するごとに、0.7mmHg加減すれば、比較的正確な値が得られることになります。

*静水力学的圧力：大きな水槽内の水の圧力は、その表面では大気圧と等しいが、表面下13.6mmごとに1mmHgずつ圧力が増加している。この圧の増加は水の重さによるもので、この圧力を静水力学的圧力といい、人体の血管内の血圧にもこれと同じ関係が成立する。

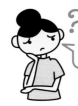

マンシェットの幅が年齢や体格などで決まっているのはなぜ？

A ▶▶▶ 腕の太さとマンシェットの幅および長さが合っていないと、正確な血圧値が出ないからです。

マンシェットの幅は

　一般に、マンシェットの幅が狭いと血圧は高値に出る傾向があり、逆に幅が広いと低値に出る傾向があります。JIS規格では、成人（上腕用）：14cm、成人（下肢用）：18cm、生後3か月未満：3cm、3か月～3歳未満：5cm、3～6歳未満：7cm、6～9歳未満：9cm、9歳～：12cmと決められています。おおよそ上腕の直径または大腿の直径より20％幅の広いものが適するといわれています。

　成人に使用するマンシェットを使って小児の血圧を測定すると、当然、実際の血圧より低値になってしまいます。

腕の太さによる血圧値の違いは

　腕の太い人の血圧は、細い人よりも高値に出る傾向があります。これは血管の周囲の組織が厚いためと思われます。また、腕の太い人に通常の成人用のマンシェットを使うと、逆に実際よりも高値が出てしまいます。

一定の幅のマンシェットを使った場合の補正法は

　一定の幅のマンシェットを用い、上腕の太さによってできている補正曲線により実測値を補正することができます。図4-5のように上腕周囲の太さとマンシ

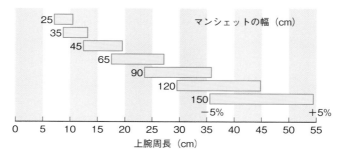

図4-5　マンシェットの幅と上腕周長の関係

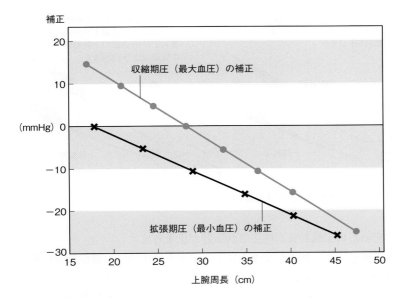

図4-6　上腕の太さと血圧値の補正

ェットの幅の関係をみると、たとえば15cm幅のものでは、上腕周囲が約30〜45cmの範囲の人が使用できます。図4-6は、13cm幅のマンシェットを用いて測定した場合の補正曲線を表したものです。上腕周囲28cmぐらいの場合に正常の値を示しますが、たとえば上腕周囲40cmの人が血圧を測定した値が140/88mmHgだったとすると、収縮期圧（最大血圧）/拡張期圧（最小血圧）のそれぞれの補正値は、125/68mmHgという血圧値になります。

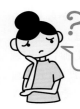

？ マンシェットを巻くとき、指が1〜2本入る程度の強さで巻くのはなぜ？

A ▶▶▶ これはあくまでも目安ですが、マンシェットの巻き具合で血圧値が変わってしまうためです。

マンシェットを緩く巻くと

　マンシェットを正しく巻いた場合、マンシェットの中のゴム嚢が均等に上腕を

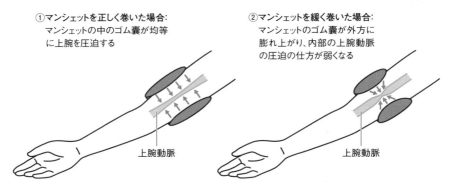

①マンシェットを正しく巻いた場合:
マンシェットの中のゴム嚢が均等
に上腕を圧迫する

②マンシェットを緩く巻いた場合:
マンシェットのゴム嚢が外方に
膨れ上がり、内部の上腕動脈
の圧迫の仕方が弱くなる

上腕動脈

上腕動脈

図4-7　マンシェットの巻き方による違い

圧迫し、そのため上腕動脈が圧迫され血行が止まります。

　緩く巻きすぎると、加圧したときマンシェットの中のゴム嚢が外方に膨れ上がり、内部の上腕動脈を圧迫する加圧面積が減って十分圧迫することができなくなります。マンシェットを正しく巻いたときよりもさらに加圧しないと、上腕動脈の血行が止まりません。その結果として、血圧値が高くなってしまいます（図4-7）。

①マンシェットを正しく巻いた場合：マンシェットの中のゴム嚢が均等に上腕を圧迫し、そのため上腕動脈が圧迫され血行が止まる。

②マンシェットを緩く巻いた場合：マンシェットのゴム嚢が外方に膨れ上がり、内部の上腕動脈の圧迫の仕方が弱くなり①よりもさらに加圧しないと上腕動脈の血行が止まらない。

マンシェットをきつく巻くと

　反対にあまりきつく巻きすぎると、マンシェットに空気を入れる前から上腕を緊迫した状態となり、その分だけ血圧値は低くなってしまいます。また、きつく巻きすぎた場合、静脈を圧迫してしまい、手や前腕がうっ血を起こし血管音が聴きとりにくくなります。そのため収縮期圧（最大血圧）は低く、拡張期圧（最小血圧）は高めに出たりすることがあり、血圧測定が不正確になります。そこで巻き方は、「緩からず、きつからず」ということになります。

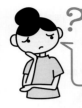

マンシェットのゴム嚢の中央が上腕の
やや内側で、下縁が肘関節の2〜3cm
上方になるように巻くのはなぜ？

A ▶▶▶ 上腕動脈の走行に合わせるためと、肘関節部分をあ
けて、そこに聴診器を当てるためです。

マンシェットのゴム嚢の中央を上腕のやや内側に巻くのは

　一般に、血圧は上腕動脈で測定しますが、正確に測定するためには、マンシェ
ットのゴム嚢が、上腕動脈を囲むように当たっていなければなりません（図4-
8）。上腕動脈の走行が上腕の内側の中央であるため、マンシェットのゴム嚢の
中央が上腕のやや内側であれば、十分に上腕動脈を緊迫することができます。上
腕の外側のみを圧迫したり上腕動脈をマンシェットの布だけで圧迫した場合には、
血圧は低くなります。

マンシェットの下縁が肘関節の2〜3cm上方になるように巻くのは

　マンシェットの下縁が肘関節に近づくと、聴診器とマンシェットが接触して、
雑音が入ってしまうからです。そのため肘関節の部分を十分にあけておく必要が
あり、また、肘を曲げると、聴診器の膜面が浮き上がり周囲の雑音まで入るので、
まっすぐ伸ばすことも必要です。

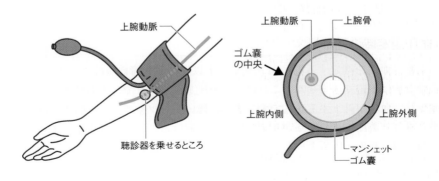

図4-8　マンシェットの巻き方

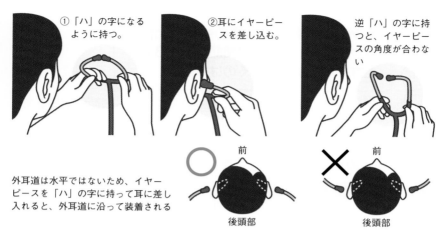

①「ハ」の字になる
ように持つ。

②耳にイヤーピー
スを差し込む。

逆「ハ」の字に持
つと、イヤーピー
スの角度が合わな
い

前

後頭部

前

後頭部

外耳道は水平ではないため、イヤー
ピースを「ハ」の字に持って耳に差し
入れると、外耳道に沿って装着される

図4-9　聴診器の持ち方と挿入の向き

　ここで聴診器の使い方も説明します。耳の穴(外耳道)は耳の入り口から鼻の方
向に向いていますので、聴診器を図4-9のように持つと耳にぴったり収まりま
す。

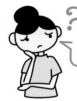

血圧測定時、袖を肩までまくるなどして
上腕の圧迫を避けるのはなぜ？

A▶▶▶　圧迫されることにより、上腕動脈の血流が少なくな
　　　るためです。

血圧測定時の袖は

　上腕で血圧を測定する際、マンシェット以外に腕を締めつけるものがあると、
正確な値は測定できません。これは上腕を圧迫することで、上腕動脈の血流量が
減少し、血圧が低下するからです。また、薄いシャツやブラウスの場合は、袖を
まくるより着たままのほうがかえって圧迫を避けることになります。まくり上げ
た袖で腕を締めつけるようなら、片袖は脱いだほうがいいでしょう。

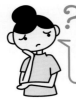

予測される収縮期、または触診法で得た値より30mmHgくらい加圧して測定するのはなぜ？

A ▶▶▶ 上腕動脈の血流を完全に止めて、最高血圧時の血管音を正確に聴取するためです。

血圧測定時、血管音が聞こえるのは

　上腕にマンシェットを巻いて圧迫すると、やがて上腕動脈はぺしゃんこにつぶれてしまいます。このとき、上腕動脈の血流は完全に止まっています。次に、ねじを緩めて少しずつ空気を出し圧迫を解いていくと、ある時点からまた血液が流れ始めます。このとき血管はまだほんのわずかしか開いていないので、狭い血管を血液が無理に通るときに音を発生します。この血管音のことを発見者の名にちなんでコロトコフ音といいますが、この音は血管がもとの太さに戻る直前まで続きます。音が発生するのは血流の渦巻きや血管壁の振動などによるとされています（図4-10参照）。

血管音を聴取しやすい方法は

　スワン（コロトコフ）の第1点は、収縮期圧（最大血圧）を示しているわけですが、

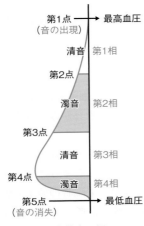

第1相は小さな音で始まり、スワン（またはコロトコフ）の1点とよぶ。

第2相は低い振動性の濁（雑）音で始まり、スワン（またはコロトコフ）の2点とよぶ。

第3相は強い叩打音で始まる。濁音は消失し、スワン（またはコロトコフ）の3点とよぶ。

第4相は急音が弱くなり、くすんだ弱い叩打音で始まる。スワン（またはコロトコフ）の4点とよぶ。

音の消失する点をスワン（またはコロトコフ）の5点とよぶ。

図4-10　血管音の相

4 血圧

突然聞こえてくる音なので、予測される収縮期の血圧よりやや加圧したほうが、聴きとりやすいわけです。

しかし、加圧しすぎると静脈血のうっ滞が起こり、血圧が高く出ることがあるので注意が必要です。

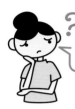

血圧を測定するとき、しばらく安静にしてから測定するのはなぜ？

A ▶▶▶ 精神的興奮、運動などによって血圧の上昇をきたすためです。

血圧の高低を左右する因子は

血圧の高低を左右する因子としては、心拍出量、血管壁の弾力性、末梢血管の抵抗、循環血液量、血液の粘度などがあります。一般的には、血管壁の弾力性や血液の粘度などは急激に変化することはありません。しかし、心拍出量や循環血液量および血管の収縮、拡張などによる末梢血管の抵抗は、交感神経や副交感神経からなる自律神経の刺激によって容易に変化します。

運動時の血圧は

とくに運動時、あるいは運動直後には、交感神経の刺激によって心臓からの拍出量が増加し血圧は上昇します。この場合、通常は収縮期血圧（最大血圧）の上昇がみられますが、拡張期血圧（最小血圧）は上がることは少なく、逆に末梢血管の拡張作用によって、低下する場合もあります。

精神的興奮時の血圧は

また、精神的興奮も交感神経を刺激し、末梢血管（主に細動脈）の収縮と心拍出量の増加が起こります。そのため収縮期血圧を主とする上昇がみられますが、この場合は拡張期血圧もわずかに上昇するといわれています。

血圧測定時に注意しなくてはいけないのは、神経質な人の場合、精神的緊張によって血圧が上昇し、通常の血圧値よりも高い値になってしまうことです。こういう人は、家庭内の自動血圧計で測定した値のほうが、来院時の値より低い値になることが多いようです。したがって、真の高血圧症と診断するのが困難となり、降圧剤投与の必要性や、投与する場合でもその投与量の決定が難しくなってしま

います。

血圧測定時注意することは

　これらの条件を考慮したうえで、血圧測定の際、体位は一般的に座位で行ない、測定前5分以上の安静をとらせます。また、とくに安静が必要な場合、横臥位で15分以上安静をとらせてから血圧測定を行なうのが望ましく、環境条件も快適にして精神的緊張を少なくし、室温は20℃前後を原則とします。さらに急いで来院した場合、すぐに血圧測定を行なわず、しばらく休んだ状態で測定を行なうことも大切です。

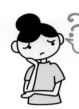

体位により血圧の値が変わるのはなぜ？

A ▶▶▶　循環血液量の変化と体位血圧反射が働くためです。

臥位から立位になるときの血圧は

　血圧は、血管抵抗が一定の場合、循環血液量によって変化します。臥位から立

押さえておこう

▶血圧測定を行う際の禁忌事項
・乳がんでリンパ節郭清を受けた患者の患側で血圧測定をしてはいけません。リンパ液の還流が悪くなり、患側上肢はリンパ浮腫を起こしやすくなります。そのため、マンシェットによる加圧のため上腕神経が圧迫され、上肢のしびれや麻痺、うっ滞などの循環障害が起こる恐れがあります。
・麻痺がある患者の麻痺側で原則として血圧測定をしてはいけません。麻痺側は、末梢の循環が悪く静脈血・組織液がうっ滞しやすい状況にあります。血管の狭窄はなくても、運動量が少なく循環血液量の低下がみられることで、健側よりも低く測定される可能性があります。しかし、最近の研究結果から健側で点滴をしているような場合は、麻痺側で測定してもかまわないとされています。
・シャント造設をしている側の上肢から血圧測定を行ってはいけません。シャントの血流が保たれ、詰まらせないようするためには、「閉塞・狭窄」「感染」「出血」を予防するために、シャント側での血圧測定を行ってはいけません。

位に変わるときには、瞬間的に循環血液量が減少するとともに静脈の還流量が減少します。これは、末梢に血液がうっ滞した状態であり、収縮期血圧を主体とする低下が起こります。血圧の低下は脳への循環血液量の減少をきたすので、生体にとっては不都合な状態となります。

　これを防ぐために、血圧の低下が頸動脈洞あるいは大動脈弓にある圧受容体を刺激して反射的に血管の収縮を起こします。これを体位血圧反射とよびますが、その結果、心臓への還流血液量が増加し血圧が上昇します。このような理由により、臥位から立位に変わるときには、一旦血圧が低下し、すぐに血圧の上昇が起きるのです。

▌体位による血圧の差は

　このようにして体位による血圧の調節が行なわれており、一般的に収縮期血圧（最大血圧）は立位、座位、臥位の順序で高くなります。逆に拡張期血圧（最小血圧）は立位が最も高く、座位、臥位の順で低くなります。

　立位で収縮期血圧が低くなるのは、心臓より下にある動脈や毛細血管の静水力学的圧力が高くなり、血液が身体の下部にうっ滞する状態となり、心臓への還流血液量は減少しがちになるため、収縮期血圧はやや低下するようになります、反対に拡張期血圧は、末梢血管の収縮が起こっているので、立体ではやや高い値をとります。心臓からの拍出量が上がり、末梢血管が拡張した状態である臥位では、収縮期血圧はやや高く、拡張期血圧はやや低い値をとります。

押さえておこう

▶起立性低血圧

　長期臥床患者を急に起き上がらせたり、急に立ち上がらせたりしてはいけません。

　血圧調節機構が鈍くなり、起立性低血圧（めまい、立ちくらみ、失神など）を起こす恐れあるからです。そのため、長期臥床の後に患者が起き上がる際は「ベットのギャッチアップから始め、時間をかけて除々に起き上がってもらう」「めまいなどの症状が出現していないか、注意深く観察しながら進めていく」ことが、安全な離床につながります。

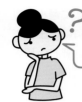

血圧には、性差、年齢差などがあるのは
なぜ？

A ▶▶▶ 血管の弾力性が異なり、男性高齢者ほど動脈硬化が
強くなるためです。

年齢が高い人や男性の血圧が高いのは

　血圧の高低を決定する１つの因子として、血管壁の弾力性があります。年齢差
では年齢の高い人ほど、また性差では男性ほど動脈硬化すなわち血管壁の弾力性
の減少が起こりやすくなります。これは、小児期と比較して成人では塩分や脂肪
の摂取量が増加し、動脈硬化あるいは循環血液量の増加が起こりやすくなるため
です。

各年齢の血圧は

　各年齢による血圧の基準値とは、一般には新生児では60mmHg、１歳以後〜
20歳未満では$80 + 2x$（mmHg：xは年齢）、20歳で120mmHgに達し、20歳以後は
$120 + (x - 20 / 2)$（mmHg）が一応の基準値あるいは平均的な値であるといわれて
いますが、日本高血圧学会高血圧治療ガイドライン（p73参照）では、年齢に関係
なく成人の基準血圧値の範囲を規定しています。以上は収縮期血圧（最大血圧）値
ですが、拡張期血圧（最小血圧）は、収縮期血圧の約２/３の値をとり、成人では
70〜85mmHg程度が標準値と考えられています。

　また女性は男性と比較して、平均５〜10mmHg収縮期血圧が低くなりますが、
拡張期血圧はそれほど差はありません。

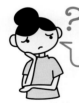

運動、入浴、食事などで血圧が上昇する
のはなぜ？

　　A ▶▶▶ 循環血液量が増加したり（運動、食事）、血管の収
縮（入浴）によって血圧が上昇するからです。

運動が血圧に影響するのは

　運動をすることで筋肉の活動が活発になるため、多くの血液を必要とします。

そのため循環血液量が増え、最大血圧は上昇し、末梢の血管が拡張して最小血圧は低下します。これは激しい運動した場合で、軽い筋肉運動は血圧にはあまり影響を与えませんが、日ごろの運動量や循環系の異常の有無によって、著しい個人差がみられます。

食事が血圧に影響するのは

同様に、食事をすると代謝の亢進（消化・吸収）により心拍出量が増します。また、循環血液量も増加するため最大血圧は上昇し、腸管の血管が拡張して最小血圧は低下します。したがって、血圧は食事の量や内容によっても影響されます。食後1時間程度でもとに戻ります。

入浴が血圧に影響するのは

入浴時のお湯の温度がやや高いと（逆に冷たいシャワーでも同じですが）その温度の刺激によって、反射的に皮膚の血管が収縮します。そのため、血圧は一時的に上昇しますが、入浴によって血液の循環がよくなると、血管が拡張してきて血圧は下がってきます。

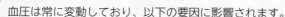

押さえておこう

血圧は常に変動しており、以下の要因に影響されます。
- **年齢**：高齢になるほど血圧が上がります。動脈硬化が要因となります。
- **性別**：男性の血圧は、女性よりも5〜10mmHg高いです。
- **気温**：寒冷時では血管が収縮して血圧が上がります。温暖時では血管が拡張して血圧が下がります。
- **塩分**：個人差はありますが、過剰な摂取は血圧上昇につながり、動脈硬化を促進します。
- **精神状態**：緊張や感情の高ぶりなどによって血圧は上がります。
- **ストレス**：ストレスの自律神経に対する影響で血圧が変動します。
- **喫煙**：喫煙は血管を収縮させ、血圧を上昇させます。
- **飲酒**：アルコールは適度であれば、血管を拡張させ血圧が下がります。
- **日内変動**：血圧は1日のなかで日内変動があり、起床前〜起床後に血圧が上がり、夕方から夜にかけて血圧が下がります。さらに睡眠中の血圧が最も低くなります。これらは自律神経の影響によると思われます。

そのほかで血圧に影響するものは

　上記の３つのほかに血圧の生理的な変動因子は、飲酒、喫煙、排便、膀胱充満などもあげられます。これらの影響をできるだけ受けないようにするために、食後1時間以上、運動および入浴後30分以上経過してから血圧を測定することが望ましいと思います。

押さえておこう

▶血圧が上昇していると予測される症状

　頭痛や動悸、激痛、嘔吐があるなどの自覚症状を伴う場合は、血圧値が上昇している可能性があります。つまり、患者の訴えや症状から血圧の変化を予測することができます。疾患によっては、高血圧になるとさらなる合併症のリスクが高くなる場合もあるため、アセスメントをしていきましょう（表4-1参照）。また、降圧剤の投与をした場合は、血圧が下がりすぎないかなどを継続的に測定し、評価していく必要があります。

　血圧値の異常の有無は、１回の測定で判断しないで再検しましょう。そして諸症状に合わせてタイムリーに血圧を測り、状態を判断していくことが大切です。

▶血圧が低下していると予測される症状

　顔面蒼白や冷感、皮膚湿潤、気分不快、悪心などの自覚・他覚症状を伴う場合は、血圧が低下している可能性があります。そのままにしておくと、ショックにつながるリスクが高いため、すぐに安全な体位（臥位）を確保し頭部への血流確保のため下肢を挙上します。そして速やかに医師に報告しましょう。血圧低下となっている原因への対応が早急に必要となります。

　昇圧剤を使用する際には、血圧が上昇しすぎない適正値になるような薬物コントロールをし、継続的な血圧値のモニタリングと評価が必要となります。

表4-1　成人における血圧値の分類

分類	診察室血圧（mmHg）		家庭血圧（mmHg）	
	収縮期血圧	拡張期血圧	収縮期血圧	拡張期血圧
正常血圧	＜120　　　かつ	＜80	＜115　　　かつ	＜75
正常高値血圧	120～129　かつ	＜80	115～124　かつ	＜75
高値血圧	130～139　かつ/または	80～89	125～134　かつ/または	75～84
Ⅰ度高血圧	140～159　かつ/または	90～99	135～144　かつ/または	85～89
Ⅱ度高血圧	160～179　かつ/または	100～109	145～159　かつ/または	90～99
Ⅲ度高血圧	≧180　　　かつ/または	≧110	≧160　　　かつ/または	≧100
（孤立性）収縮期高血圧	≧140　　　かつ	＜90	≧135　　　かつ	＜85

（日本高血圧学会 高血圧治療ガイドライン2019）

5 排泄

排泄の生理的意義を考えて援助しましょう

排泄は基本的・生理的欲求です。

排泄物は生体の生命活動の産物であるので、健康状態を知るうえで重要な情報となります。また、排泄機能の障害は生体内部環境の悪化をまねくこともあるので、看護者は、排泄の生理・排泄機序をよく理解したうえで援助する必要があります。

排泄の心理的・社会的意義を考えて援助しましょう

排泄はきわめてプライベートな部分であり、したがってプライバシーや自尊心への十分な配慮が必要です。

看護者は、対象の疾患の種類・程度、現在の排泄状態や排泄行動への制限を考えて援助する必要があります。

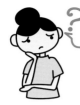

寝たままでは尿が出にくいのはなぜ？

A ▶▶▶ 腹圧を高め、排尿を促進することが困難なためです。

尿が排泄されるのは

　排尿には、膀胱の壁を構成している排尿筋と内外の尿道括約筋が関与しています。これを助ける役目として、腹壁筋の収縮による腹腔内圧の上昇があげられます。

　排尿のメカニズムを簡単に説明します。排尿筋は膀胱の頸部・体部による縦走および輪状筋からなる網目状の平滑筋群で、これらの筋肉の収縮によって、膀胱内圧が上がります。同時に膀胱三角部の収縮が起こると膀胱頸部が開口し、後部尿道筋および外尿道括約筋の弛緩により尿道が開き排尿が行なわれます（図5-1）。

　これらの筋の収縮、弛緩は下腹神経、骨盤神経および陰部神経からなる3つの神経支配を受けています（図5-2）。交感神経を刺激すると、下腹神経、下腹神経節、膀胱神経叢を経由して、排尿筋の弛緩と膀胱頸部筋（内尿道括約筋）の収縮が起こります。すなわち、膀胱が拡張しやすくなり、膀胱の出口にあたる膀胱頸部が閉じ、尿を貯留する働きが起こります。逆に副交感神経を刺激すると、骨盤神経、骨盤神経叢を経由して、排尿筋の収縮と膀胱頸部筋の弛緩が起こり、膀胱内圧の上昇と膀胱の出口が開くことになり排尿が始まります。

　さらに外尿道括約筋は、陰部神経の支配を受け、蓄尿時には持続的に働いて外尿道括約筋を収縮させ、排尿時には反射的にこの筋の弛緩が起こり排尿が始まります。

排尿反射とは

　これらの神経の働きを調節するのは、下位中枢である腰仙部脊髄に存在する脊髄排尿中枢、脳幹部、小脳系の自律排尿中枢、および大脳皮質系の最高排尿中枢の3つがあります。それぞれ下位中枢に対して抑制的および促進的に作用しています。これらの神経・筋による排尿のしくみを、排尿反射とよんでいます。

立位や座位で排尿しやすいのは

　実際の排尿時には、これらの筋の働きに加え、腹壁筋の収縮による腹腔内圧の上昇が起こり、二次的に膀胱内圧を上昇させ、排尿に対して補助的に働きます。

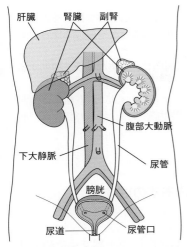

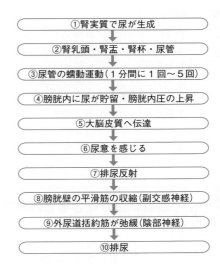

①腎実質で尿が生成

②腎乳頭・腎盂・腎杯・尿管

③尿管の蠕動運動（1分間に1回〜5回）

④膀胱内に尿が貯留・膀胱内圧の上昇

⑤大脳皮質へ伝達

⑥尿意を感じる

⑦排尿反射

⑧膀胱壁の平滑筋の収縮（副交感神経）

⑨外尿道括約筋が弛緩（陰部神経）

⑩排尿

図5-1　排尿のメカニズム

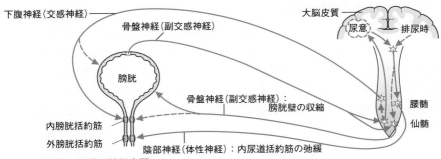

図5-2　膀胱・尿道の神経支配

　この腹壁筋の収縮は随意的に行なわれるもので、排尿補助筋とよばれています。仰臥位、腹臥位など寝たままの状態では、この排尿補助筋の収縮に対して、必要なエネルギー消費量が増加し、また不必要な筋肉の収縮を伴ってしまいます。

　排尿時の自然な体位が立位または座位であるのは、腹壁筋の収縮による腹腔内圧の上昇が、最小のエネルギー消費ですむからです。そのため余分な筋肉の収縮や緊張を必要とせず、不快感を残さず楽に排尿することができます。とくに体力・筋力の低下している病人では、寝たままの状態に加え、腹壁筋の収縮がより困難となりますので、残尿感などの不快感が起こりやすい状態になります。

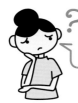

押さえておこう

　看護師の不用意な言葉や態度は、ときに患者の自尊心を傷つけ、その後の患者の排泄行動に影響を及ぼすことがあります。排泄援助を受ける患者の気持ちも考慮して援助しましょう。

　尿意や便意の訴えがあった場合、速やかに対応し、確実な技術で援助することが重要です。

　夜間から明け方の排泄場面においては、高齢者はとくに転倒・転落事故が起こりやすくなるため注意しましょう。夜間覚醒直後は、歩行バランスが崩れふらつきやすくなるためです。

？ 膀胱に尿がたまると尿意をもよおすのはなぜ？

A ▶▶▶ 膀胱内に尿がたまると、膀胱内圧が上昇するためです。

尿意を感じる膀胱内圧は

　腎臓でつくられた尿は、尿管を通って膀胱内へ送られますが、膀胱内に尿がたまると膀胱内圧が上昇します。この膀胱内圧は階段式に上昇するといわれ、膀胱内に少量の尿が貯留している段階では、膀胱壁の弛緩による内腔の拡張により、ほとんど膀胱内の上昇はみられません。しかし、次第に量が多くなると内圧の上昇がみられ、内圧が15〜20cmH$_2$Oに達すると、尿意を感じるようになります（図5-3参照）。

尿意を感じる膀胱容量は

　一般に正常人の膀胱容量は500mL前後ですが、尿意を我慢して1日の排尿回数が少ない人では膀胱容量は1,000mL前後となります。とくに病的な状態では、最高4,000mLもの尿を貯留することが可能といわれています。

　膀胱内にある程度尿が貯留され、前述の膀胱内圧が15〜20cmH$_2$Oとなり、はじめて感じる尿意を初発尿意とよびます。個人差や環境などによって変わりますが、おおよそ200〜250mLの尿量が膀胱内に貯留としている状態と考えられています。また、最大膀胱容量まで我慢したときの尿意を最大尿意とよんでいます。

　正常人の尿意発現は、膀胱内圧の上昇が関与していますが、ほかに膀胱炎などによる壁への炎症性刺激や、膀胱結石による物理的刺激、精神的な不安定状態では、少量の尿貯留であっても尿意を感じることがあります。

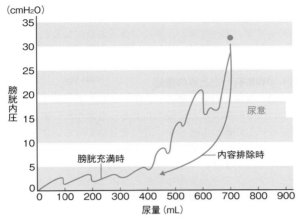

図5-3　膀胱内圧の上昇と尿意の発生

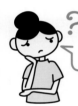

夜間はあまり尿意をもよおさないのは
なぜ？

A▶▶▶　夜間、睡眠中は膀胱が弛緩し、内腔が拡張しやすく、
　　　　内圧の上昇が緩やかであるためです。

睡眠中の膀胱は

　尿意は膀胱内圧の上昇によって起こるものですが、睡眠中は膀胱壁を構成する平滑筋が弛緩状態となり、膀胱の内腔をかなりまで拡張することが可能です。そのため、相当大量の尿が貯留しても、膀胱内圧の上昇が緩やかであるため、尿意を起こさないですむことができます。

睡眠中に尿意を感じる感覚は

　また、尿意は大脳皮質に起こる感覚ですが、睡眠中は大脳の活動も低下し、覚醒時と比較すると尿意を感ずる感覚自体も低下している状態と考えられます。逆に、いわゆる眠りが浅い状態では、覚醒時に近い大脳皮質の働きも起こり、尿意を感じやすくなります。明け方に尿意を感じて目を覚ますことがあるのは、尿の貯留がある程度増量して、膀胱内圧の上昇が起こっているのと、大脳の働きがやや活発になり始めているためと考えられます。

Nursing Point

　　尿意や便意があったときには、できるだけ自然に排泄できるように援助をします。排泄ケアが上手にできるようになると、患者との信頼関係を築きやすくなるので、知識や技術を確実に身につけましょう。

1．車いす用トイレに行ったときの援助

①手すりの位置と便座の位置を確認し、車いすを配置します。

②患者に声かけして、動作ごとに協力してもらうようにしましょう。

③患者に手すりにつかまってもらい、立位をとってもらいます。

④立位を保持してもらい、下着を降ろします。

⑤便座に座ってもらいます。

⑥終了したら、ナースコールを押してもらうよう説明しましょう。転倒のリスクや認知機能の低下している患者などの場合、トイレの前で待機し、速やかに対応できるようにしましょう。

2．ポータブルトイレを使用する場合の援助

　　大部屋の場合、羞恥心や周囲への影響が大きいためできるだけ、車いす用トイレを選択しましょう。治療上やむをえずポータブルトイレを使用する場合は、プライバシーへの配慮をし、速やかに排泄物を片づけましょう。また、ナースコールを手の届く場所に設置しましょう。

3．便器・尿器を使用する場合の援助

①環境に対する配慮

・カーテンを閉め、プライバシーの保護をしながら羞恥心を軽減させます。

・リネン類の汚染を予防するために、防水シーツなどを使用します。

②安楽な体位

・上半身を30°くらい挙上すると、腹圧がかかりやすくなります。

③患者に適した物品の選択

・床上排泄の場合、患者がどのくらい腰を持ち上げることができるか、さらに患者の体格や排泄量、排泄用具の好み（体脂肪のない人はゴム便器を好むなど）などを考慮しながら、便器を選択します（図5 - 4）。

・冷たい便器をあてると不快となるため、保温した便器を用いましょう。

④尿器・便器の当て方（図5 - 5）

・感染予防のためにスタンダード・プリコーション（標準予防策）に基づき、看護師はディポーザブルの手袋を使用します。また、必要に応じて看護師2人で介助します。

・男性用尿器の場合：陰茎の先端を尿器に入れ、排尿を促します。

・女性用尿器の場合：尿器の受け口先端を会陰（腟と肛門の間）に密着するように当てます。

一般的な尿器
排尿時に使用。女性用では会陰下部に密着させ
て使用する。腰を上げないため、殿部、腰部、股関
節の安静が必要な患者に適している

男性用　　　　女性用

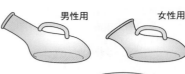

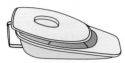

和式便器
排便や女性の排尿時に使用。
殿部や腰部の安静が必要な患
者に使用する。体格のよい患
者には不安定

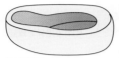

洋式便器
排便や女性の排尿時に使用。
厚みがあるため、殿部や腰部
の安静が必要な患者には適さ
ない。安定感がある

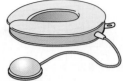

ゴム便器
排便や女性の排尿時に使用。
空気の量により殿部に当たる
部分の高さを調節できる。や
わらかく弾力性がある

図5-4　尿器・便器の種類

排尿のみの場合
男性

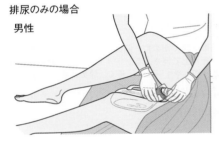

女性

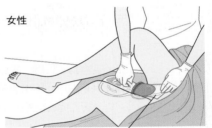

トイレットペーパー

図5-5　尿器のあて方

・膝を立てて腰部を挙上してもらい、便器を挿入します（図5-6）。
・肛門部が便器の受け口の中央になるように差し込みます。身体が安定してい
　るかどうかを確認します。
・便器の中央にトイレットペーパーを敷いておくと、排便の片づけ際にスムー
　ズです。
・女性の場合は、陰部にトイレットペーパーを当て、恥骨上部を押さえます。
・自力で腰部を挙上できない場合は、側臥位をとってもらい便器を当てます。
・便器挿入後は、露出を避けるためバスタオルなど掛け物をかけましょう。
・排泄時は患者を1人にし、終了したら呼んでもらうようナースコールを手元
　に置き一度退出します。

〔腰部を挙上できる場合〕

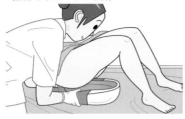 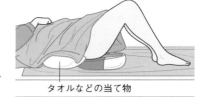

タオルなどの当て物

膝を立て、腰を持ち上げてもらい、便器を挿入する。
片手で尾骨を確認し、便器の位置を決める。

〔腰部を挙上できない場合〕

綿毛布

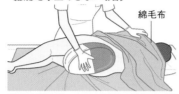 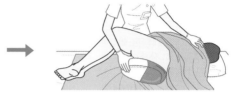

患者を側臥位にして、尾骨の位置を確認し
ながら便器を当てる。

殿部と便器の間に隙間がないかどうか、
安定する位置かどうかを再度確認する

〔女性の場合〕

トイレット
ペーパー

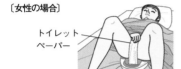

尿の飛散を防ぐために、陰部にトイレットペーパーを
当て、恥骨上で押さえる。トイレットペーパーは尿を
含むと、切れやすいため、長く、厚めに折っておく

図5-6　便器の挿入

⑤排泄後の清潔
  ・女性の場合は排泄が終了したら、尿路感染予防のため尿道から肛門に向かっ
    て拭きます。
  ・排便後は拭き残しがないかを確認し、必要に応じて陰部清拭や陰部洗浄を行
    い、清潔を保ちます。
  ・尿器・便器を外し、ふたをしてカバーをかけます。
  ・排泄後は手を洗うという生活習慣を尊重し、手浴やおしぼり、ウェットティ
    ッシュなどを用い、患者の手を清潔に保ちます。
  ・必要に応じて、換気をして環境を整えます。
⑥排泄後の観察
  ・排泄物の量や性状、残尿・便感、排尿時痛、肛門痛などの有無を観察します。
    また、尿量測定や蓄尿、検体採取が必要な場合もあるので確認して片づけます。

テープ式
オムツカバーとオツムの一体型構造。体型による適応の幅が広く、臥床患者に用いられる

フラットシート式
オムツカバーと併用する。安価であるが吸収量が少ない

尿とりパッド
少量の排尿に使用。テープ式やパンツ式と併用し、パッドだけを交換。経済的である

パンツ式
下着と同じように着脱する。立位可能な患者に適している

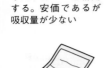

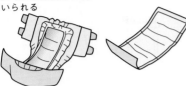

女性用

男性用

図5-7 オムツの種類

4．オムツ使用時の援助

①尿意と便意をキャッチして徐々にトイレでの排泄に向けていきます。

②ADLに応じた紙おむつのタイプを選択し、パンツ式、テープ式、尿とりパッドの組み合わせで使用します（**図5-7**）。

③排泄物の漏れを防ぎ、装着時の安楽を得るために、患者の体型に合ったサイズを選択します。

④テープ式オムツの場合、腹部の圧迫を避けるためにまず下側のテープをとめて、上側のテープを留めます。

⑤陰部殿部の清潔を保ちます。

・陰部洗浄をする場合、微温湯で洗い流します。ガーゼなどで洗浄することによって皮膚粘膜への刺激が加わり、真皮が剥離し、オムツかぶれが悪化する場合があるので注意が必要です。

・石鹸を使用する場合は、弱酸性のものをよく泡立て、泡でやさしく洗うようにします。また石鹸成分をよく洗い流します。

・洗浄後は、排泄物の皮膚への付着を最小にするため、撥水性皮膚保護クリームなど皮膚や便の回数・性状に合わせて選択し塗布します。

5．失禁時の援助

①腹圧性尿失禁

・骨盤底筋訓練を進めます（**図5-8**）。

・下着に尿とりパッドを当てます。

②機能性尿失禁

・排尿チャートをつけて、時間誘導します。

③切迫性尿失禁

・薬物療法

・排尿チャートをつけて、膀胱訓練を行います。

④溢流性尿失禁

・残尿除去（間欠的導尿、持続的導尿）

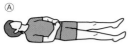
Ⓐ 仰向けに寝て両足を少し離し、骨盤底筋（肛門・腟・尿道付近の筋肉）を収縮させて3秒静止する。3秒経ったらゆっくりともとに戻し、これを5～10回繰り返す

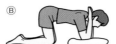
Ⓑ 床に膝をつき、肘をクッションに乗せ、骨盤底筋を収縮させて3秒静止する。3秒経ったら、ゆっくりともとに戻し、これを5～10回繰り返す

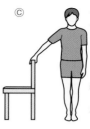
Ⓒ 背筋を伸ばし、爪先を45°開いていすの横に立つ。そして、太ももをぴったりと合わせてお尻を引き締めるような感じで骨盤底筋を収縮させ、ゆっくりともとに戻す。これを5～10回繰り返す

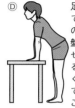
Ⓓ 足を肩幅に開いて立ち、手を机の上に乗せ、骨盤底筋を収縮させて3秒静止する。今度はゆっくりと3秒かけてもとに戻す。これを5～10回繰り返す

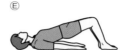
Ⓔ 仰向けに寝て両膝を軽く曲げ、骨盤底筋を収縮させたまま、お尻と背中をゆっくりと持ち上げ、ゆっくりと下ろす。これを5回以上繰り返す

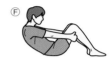
Ⓕ 仰向けに寝て両膝を軽く曲げ、骨盤底筋を収縮させたまま、顔が膝と同じ高さになるように頭を起こし、5秒静止する。ゆっくりともとに戻し、これを3回繰り返す

図5-8　骨盤底筋訓練

尿失禁が起こるのはなぜ？

Ａ▶▶▶ 加齢などによる尿道括約筋の機能低下、神経障害、過活動性膀胱、尿路感染、身体機能低下、認知症などさまざまな原因によって、自分の意思とは無関係に尿が漏れてしまう状態に陥るからです。

　尿失禁の原因は大きく分けて、①骨盤底筋群や靭帯の緩み、②骨盤内臓器の脱出、③神経障害（神経因性膀胱）によるものあげられます。

　また尿失禁の分類は、上記の原因を含め以下のようになります。

①腹圧性尿失禁：咳やくしゃみをする時に生じる腹圧の上昇に対して、骨盤底筋群や靭帯が緩んだ状態ではこれに抵抗できず、尿が漏れてしまいます。これらが腹圧性尿失禁に相当し、加齢現象の1つの場合や、出産あるは肥満などが原因となります。とくに女性では尿道が短く、また前立腺がないことや括約筋の働きが男性にくらべ弱いことなどから尿失禁が起こりやすいと考えられます。

②切迫性尿失禁：前ぶれのない急激な尿意のため、トイレに間に合わず尿失禁してしまう状態であり、以下の３つの原因が挙げられます。

　(a)神経障害によるもの(神経因性膀胱)：脳や脊髄の腫瘍、炎症、外傷などによる損傷や、脳〜脊髄へ至る経路の障害などが原因となり、脳からの信号(指令)に従う膀胱の働きを潤滑に行うことができなくなります。

　(b)不安定膀胱によるもの：神経障害などの明確な原因はないが、尿があまりたまらない状態でも膀胱が収縮し尿を漏らしてしまいます。常に尿意切迫感を有するものを過活動性膀胱と呼んでいます。

　(c)膀胱や尿道などの炎症・刺激によるもの：膀胱炎、尿道炎、膀胱・尿道結石、膀胱癌などによって知覚神経が過敏な状態となり切迫性尿失禁を起こしてしまうもの。

③溢流性尿失禁：前立腺肥大症、前立腺癌、尿道狭窄などの尿路の狭窄をきたす疾患では、排尿障害によって膀胱に貯留した尿が最終的に溢れ出す状態を示します。上記の排尿障害を基礎疾患として有しており、女性より男性に多くみられます。

④機能性尿失禁：身体運動機能の低下や認知症による尿失禁であり、排尿機能自体には問題がなく、認知症の進行によって適切な状況での排尿行為が円滑に行われないことや、尿意が起こってからトイレに行くまで、身体機能の低下によって間に合わなくなってしまうことなどがあげられます。

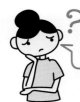

女性の導尿時、カテーテルの挿入の長さが４〜６cmなのはなぜ？

A ▶▶▶ 女性の尿道は短く、これ以上長いと膀胱壁を傷つける恐れがあるためです。

女性の尿道の長さは

　女性の尿道は男性と比べて短く、約４cm(３〜５cm)の長さであるといわれています。カテーテルの先端は膀胱内に届けばよいわけですから、カテーテル挿入の長さも４〜６cmあれば十分といえます。逆に、これ以上長く挿入すると、先端が直接膀胱粘膜を損傷する可能性があり、一般的に10cm以上の挿入をしてはいけません。

男性の尿道の長さは

　男性の場合、陰茎部の尿道が長く、18〜20cmの長さがあり、カテーテル挿入の長さも18〜22cm必要です。

　このような解剖学的な違いから、女性のカテーテル挿入は、外尿道口の確認さえできれば、男性と比較して容易であるといえます。

導尿によって血液混入がみられたら

　もしカテーテルを通常よりも長く挿入して膀胱壁を傷つけてしまった場合、血液の混ざった尿が流出します。以前から血尿のなかった患者では、カテーテル挿入後の出血は、膀胱壁損傷の可能性があると考えられます。また、高齢者の男性の場合には前立腺肥大により、尿道が狭窄していることも多いため、尿道損傷の可能性が高くなります。

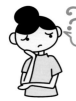

導尿を行うとき、無菌操作なのはなぜ？

　A ▶▶▶ 　導尿時には尿路感染を引き起こす可能性が高いためです。

尿路感染症とは

　導尿時あるいは留置カテーテルによる持続導尿時、最も起こしやすい合併症は、尿路感染症です。これは身体の中に溜まった尿が、細菌が増える絶好の培地となりやすいことや、排尿による自浄作用が失われることに起因しています。

　尿路感染症は腎・尿管から構成される上部尿路系の感染症と、膀胱・尿道から構成される下部尿路系の感染症に大きく分けられます。

　上部尿路系の感染症では腎盂腎炎が代表的な疾患であり、尿路を介しての上行性感染（尿の流れに逆行する感染経路）を示し、起炎菌としては大腸菌が多くを占めています。

　下部尿路系の感染症では膀胱炎や尿道炎があり、大腸菌を主体とする細菌感染によるものの頻度が高いです。

導尿の方法は

　カテーテル挿入時には、カテーテルの先10cm程度までは滅菌ボートに寝かせ

るようにして汚染を防ぎ、カテーテルに塗る潤滑油も滅菌ずみのオリーブ油やグリセリンを用います。また、尿道口周囲や亀頭の消毒も綿密に行ない、外界から尿路内への細菌の侵入を防ぎます。カテーテルを抜いた後も、尿道口やその周囲を、拭き綿を１回ごとに取り替えてよく拭き、抜去後の感染症の発生を防ぎます。

◆導尿時の援助

①導尿の目的・方法を説明し了解を得て協力してもらう。

②カーテンを閉め、プライバシーの保護をしながら羞恥心を軽減させます。

③女性の場合、両膝を立て、軽く両下肢を外転し、腹部の緊張をとるとともに外陰部が露出しやすい体位をとります（図5-9）。

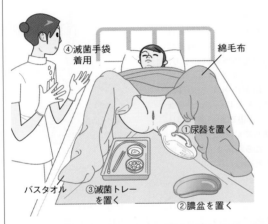

④滅菌手袋着用　　綿毛布

①尿器を置く

バスタオル　③滅菌トレーを置く　②膿盆を置く

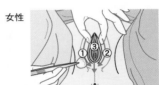

女性

尿道口と小陰唇内側を前から後方に向けて消毒。一拭きごとに消毒綿球を交換

男性

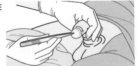

亀頭部を露出させ、尿道口を中心から円を描くように消毒

図5-9　導尿時の必要物品の配置と尿道口の消毒

④尿道口を確認し、外尿道口周囲や亀頭を含め消毒綿球でよく消毒します（図5-9）。

　・女性の場合：尿道口と小陰唇内側を前から後ろに向かって、左、右、中央の順で、それぞれ消毒綿球を交換しながら消毒します。

　・男性の場合：亀頭部を露出させて、尿道口を中心に円を描くように消毒します。

　・カテーテルに潤滑剤を塗布する。

⑤カテーテル挿入時は、滅菌手袋を装着するか、摂子を使用して無菌操作で実施し尿路感染を予防します。カテーテルのサイズは一般的に成人では、12〜18Fを使用します。

⑥カテーテルを挿入し、尿を排泄させます（図5-10）。

　・男性の場合：尿道口を上にして、15〜20cm挿入します。尿道がＳ状に屈

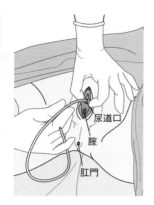

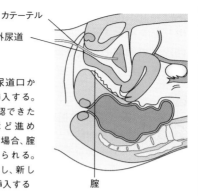

カテーテル
外尿道

女性の場合
外陰部を開いて、尿道口から4～5cmほど挿入する。尿が出ることが確認できたら、さらに2cmほど進める。尿が出てこない場合、腟への誤挿入が考えられる。カテーテルを抜去し、新しいカテーテルで再挿入する

尿道口

腟

肛門

腟

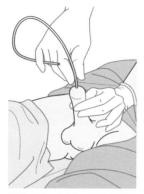

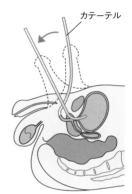

カテーテル

男性の場合
陰茎を垂直にして15cmほど挿入する(陰茎を垂直にすると尿道が直線になり、カテーテルを挿入しやすい)。陰茎の角度を60度にして、さらに5cmほど進める。尿道球腺の開口部は屈曲しているため、抵抗を感じたら陰茎を大腿側に傾けると通過しやすい

図5-10 カテーテルの挿入

　　曲しているため、尿道をまっすぐにするために陰茎を腹壁から60°ほど持ち上げる必要があります。高齢になると前立腺肥大などで挿入が困難となる場合があるため、その際には無理に挿入しようとせず、医師に依頼します。
・女性の場合：外陰部を開いて、尿道口から4～6cm挿入します。
⑦排尿されたら、尿を残さないために下腹部を用手圧迫します。導尿により滅菌尿を検体として提出する場合があります。

押さえておこう

　　排尿困難時は、導尿する必要があります。
　　下腹部の緊満状態、下腹部痛、不快感、最終排尿時間と尿量などを観察し、導尿の必要性を判断します。
　　尿閉の場合は、放置すると逆行性尿路感染や腎機能障害の原因となることがあります。

膀胱留置カテーテル中の蓄尿バッグは、膀胱より高く上げてはいけないのはなぜ？

A ▶▶▶ 導尿がスムーズに行なわれ、逆流を防ぐためです。

膀胱留置カテーテルによる持続導尿のしくみは

　膀胱留置カテーテルによる持続導尿は、膀胱内の尿が重力によって自然に蓄尿バッグ内に流出するようになっています。蓄尿バッグには逆流防止弁がついていますが、蓄尿バッグを膀胱より高く上げると、カテーテル内の尿は膀胱内に逆流します。その結果、膀胱内に尿がうっ滞した状態となり、スムーズな導尿が不可能となります。蓄尿バックは膀胱より高く上げてはならず、必ず下垂し、床の上に倒して置かないようにしなければなりません（図5-11）。これは蓄尿バッグの逆流防止弁の汚染を防ぎ、尿路感染の発生を防ぐためです。

　同様に排尿チューブの長さの調整も大切です。チューブが長すぎてたるむと尿流が停滞し、逆行性感染を生じやすくなります。また、チューブの先端が尿中に浸かったり、蓄尿バッグからはずれて、不潔にならないように、固定も十分に行ないます。

膀胱留置カテーテル使用時の注意点

　ほかに膀胱留置カテーテル使用時、尿路感染を防ぐうえで必要なこととして、次のようなことがあげられます。①尿道の清潔保持：カテーテル挿入部の清潔保持と不快感の緩和のため毎日陰部洗浄を行う、②カテーテルと蓄尿バッグの接続

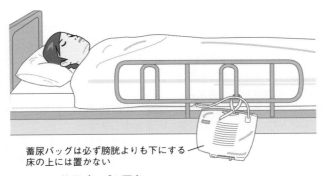

蓄尿バッグは必ず膀胱よりも下にする
床の上には置かない

図5-11　蓄尿バッグの固定

部は必要不可欠な場合以外は外さない、③カテーテルをできるだけ早期に抜去する。

以上の感染防止処置に加え、尿検査（赤血球、白血球、細菌、その他の沈渣）を行ない、尿路感染が明らかな場合は、細菌培養・薬剤感受性検査を行ない、最も適切な抗生剤を投与します。

一般的に基礎疾患のない単純性感染は8割が大腸菌によりますが、膀胱留置カテーテル使用時は複雑性感染も起こりやすくなります。起因菌の多くは、緑膿菌、セラチアなどの弱毒菌やエンテロコッカス・フェカリス菌（*E.faecalis*）で、菌交代も起こりやすく、薬物選択が難しい場合も多くあります。

押さえておこう

膀胱留置カテーテルを挿入する目的は、尿閉などの排尿困難の場合、尿量を正確に把握する必要がある場合などがあります。時間尿を正確に把握する必要がある場合は、微量計を使用することもあります。

尿路感染のリスクが高くなるため、膀胱留置カテーテルを挿入する必要性を明確にし、必要最小限の期間にしましょう。

Nursing **P**oint

◆膀胱留置カテーテル挿入時・挿入中の患者の看護

①カテーテルを挿入したら、尿の流出を確認してから滅菌蒸留水を注入し固定します。尿の流出を確認する前に固定水を注入すると尿道を損傷する危険があります。また、固定水として生理食塩液を使用すると、固定バルン内で結晶化して固定水の注入口を閉鎖し、固定水を排出できなくなります。

②挿入したカテーテルが抜けないことを確認し、カテーテルを固定し（図5-12）、蓄尿バッグと接続します。

・女性の場合、カテーテルによる物理的刺激を最小にするために足側に固定します。足を広げる際にカテーテルが引っ張られるので注意する。

・男性の場合は、陰茎を頭側に引き上げるようにし、ゆとりをもたせて固定する。カテーテルを足側に固定すると、尿道の屈曲が生じて組織の壊死や潰瘍を形成する場合があります。

③留置中は、尿と流出状態、尿量、比重、尿の色・性状（混濁および浮遊物の有無など）をみて、尿路感染の有無などを観察します。

④尿路感染を防ぐために、陰部洗浄を行うなどして陰部を清潔に保ちます。陰部洗浄時は、毎日カテーテルに付着した分泌物も落とすようにします。

⑤水分を十分に補給し、尿量を保つようにします。しかし、疾患によっては、水分制限がある場合があるため注意しましょう。

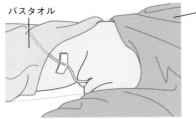

バスタオル　　　　　　　　　　　　綿毛布

女性の場合：足側にテープで固定

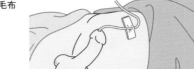

男性の場合：陰茎を頭側に引き上げるようにし、ゆとりをもたせてテープで固定

【テープの固定例】テープに切れ込みを入れたり、2重に貼るなど、状況に応じて固定する

【注意点】陰茎を下向きにして固定するとカテーテルによって尿道が圧迫され、潰瘍や尿道皮膚瘻が形成されることがある

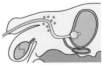

図5-12　カテーテルの固定

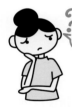

便意をもよおすのはなぜ？

A ▶▶▶ 直腸内容物である糞便の貯留により、直腸内圧亢進による刺激が便意を感じさせるためです。

糞便が直腸まで到達するには

　糞便は、普段は下行結腸からS状結腸に停滞しているため、直腸までは到達していません。これは、S状結腸と直腸の境の輪状筋の収縮により内腔が閉ざされ、糞便の通過を防いでいるためです。糞便自体の重さにより直腸内へ入ってくることもあれば、食事をとることによって、横行結腸からS状結腸にかけて胃─結腸反射とよばれる強い蠕動運動が起こり、直腸へ送られることもあります（図5-13）。

便意を起こすのは

　このようにして直腸に糞便がたまり、直腸内圧が40〜50mmHg以上になると、

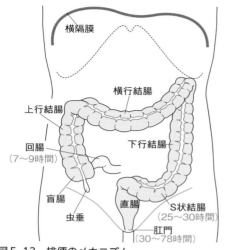
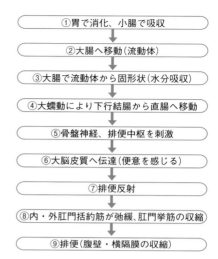

図5-13　排便のメカニズム

①胃で消化、小腸で吸収

②大腸へ移動（流動体）

③大腸で流動体から固形状（水分吸収）

④大蠕動により下行結腸から直腸へ移動

⑤骨盤神経、排便中枢を刺激

⑥大脳皮質へ伝達（便意を感じる）

⑦排便反射

⑧内・外肛門括約筋が弛緩、肛門挙筋の収縮

⑨排便（腹壁・横隔膜の収縮）

直腸壁に分布している骨盤神経が刺激され、その興奮が第3〜4仙髄にある排便中枢に伝えられます。さらに、そこから視床下部を経て大脳皮質の知覚領に入り、いわゆる便意を起こします（図5-14）。

便意があっても我慢すると便意が止まってしまう場合があるのはなぜ？

A▶▶▶ 便意抑制により、外肛門括約筋が緊張して排便反射が抑制されるためです。

便秘の種類は

便秘を大きく2つに分けると、大腸の機能障害による機能性便秘と、小腸や大腸の器質的障害が原因となる器質性便秘とがあります（図5-15）。

機能性便秘は症候性便秘と習慣性便秘に分けられます。習慣性便秘には、大腸の蠕動運動の低下による弛緩性便秘、逆に蠕動運動の亢進により腸管が痙攣性に収縮する痙攣性便秘があります。また、便意抑制により起こる便秘は直腸性便秘のほうで、この場合、大腸までは正確に便が移送されますが、直腸に便がたまって便意が発生したときに意識的に抑制すると、外肛門括約筋が緊張して排便反射

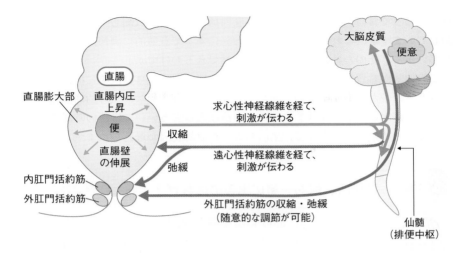

肛門には内肛門括約筋（平滑筋）と外肛門括約筋〔骨格筋（横紋筋）〕がある。内肛門括約筋は自分の意思で収縮・弛緩されることはできない。一方、外肛門括約筋は自分の意思で収縮・弛緩させることができる。

図5-14　直腸の神経支配

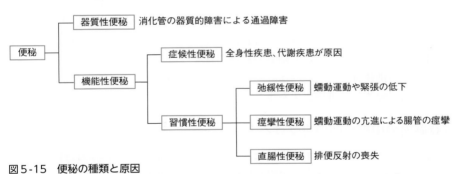

図5-15　便秘の種類と原因
（日本消化器学会医学用語集より作成。http://www.jsge.or.jp/cgi-bin/yohgo/index）

が抑制されます。症候性便秘とは、内分泌疾患や代謝疾患、中毒性疾患、抗コリン薬やカルシウム拮抗薬などによって生じる便秘です。

　器質性便秘とは、腫瘍や炎症、腸閉塞、腸捻転などの疾患が原因で、大腸の狭窄によって機械的な通過障害による便秘のことです。

排便反射が抑制されるのは

　肛門は、交感神経の緊張により直腸壁が弛緩し、また、内肛門括約筋が緊張収

縮することで常時閉鎖しています。外肛門括約筋も常時収縮して肛門の閉鎖を補強していますが、これは随意的で陰部神経によって意識的に調節ができるといわれています。そのために、排便反射が抑制できるわけです。

　この抑制が常習化すると、直腸は便の長時間貯留により、次第に拡張したままの状態で緊張が低下するため、便意を感じる閾値が上昇し、生理的刺激だけでは排便反射が起こらなくなります。これを排便困難症といい、排便の時間的余裕をもたないために起こるもので、生活および社会的要因が考えられます。

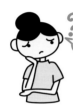

排便時、尿も一緒に出るのはなぜ？

A▶▶▶ 直腸における排便機能を調節する神経と、膀胱の排尿機能を調節する神経とは、互いに連絡があるためです。

排便・排尿の調節機能は

　排便および排尿を調節する機能は、いずれも交感神経ならびに副交感神経の刺激によって支配されています。外肛門括約筋および外尿道括約筋は、ともに仙髄から出る陰部神経の支配を受け、外肛門括約筋の緊張、弛緩を随意的に調節することができ、外尿道括約筋の随意的収縮を行なうことができます。

　すなわち排便時に、外肛門括約筋の随意的弛緩が起こると、同時に外尿道括約筋の収縮が起こり、排尿作用を生じさせます。

脊髄内の中枢が損傷を受けると

　排便および排尿を調節する中枢は、このように脊髄内にあるもの以外に、上位中枢にもあります。脊髄内の中枢が損傷を受けると排便については麻痺性糞便失禁がまず起こりますが、数日後には直腸壁にある壁在神経の働きによって排便反射を起こすことが可能となります。

　また排尿については、尿閉、麻痺性尿失禁から間歇性尿失禁へと移行します。すなわち、脊髄内の中枢が損傷を受けても排尿・排便ともに不完全ながら反射性に行なうことができ、永久性の失禁にはなりません。

　このように仙髄から出る陰部神経は、排便および排尿時の意識的な筋肉の働きを支配しています。

摂取した食物が残渣物として排泄される
までにどのくらい時間がかかるの？

A ▶▶▶ 健康人では食事を摂取してから72〜78時間後に、
その消化残渣が糞便となって排泄されるといわれて
います。

食物の通過経路と通過時間は

　まず、食物は口腔内で細かくかみ砕かれ(咀嚼)、唾液と混ざり、唾液中の消化
酵素の作用をうけ、口腔から咽頭、食道を経て胃の噴門に送られます(嚥下)。こ
の通過時間は約10秒です。

　胃に入った食塊はここに停滞し、撹拌され、その間に消化液の作用を受けて半
流動状となります。食物が胃に入ると蠕動運動が起こり、少しずつ幽門を介して
十二指腸に送られていきますが、その所要時間は約3時間です。そして十二指腸
から小腸に送られ、ここで十分な消化・吸収作用を受けて回盲部に送られるまで
に約7〜9時間かかります。回盲部から上行・横行・下行結腸およびS状結腸ま
では約25〜30時間、直腸に停滞しているのは約30時間を要するといわれていま
す。

　もちろん、個人差や食物の内容により、通過時間は変わります。

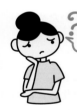

便にいろいろな性状があるのはなぜ？

A ▶▶▶ 便は、食物が口から摂取されて排泄されるまでの間
の腸管の消化、吸収、運動などの状態を反映してい
るためです。

各原因による便の性状は

　便の性状は、固形便、有形軟便、泥状便、水様便などに区別され、腸管の蠕動
運動が亢進しているときや炎症のため水分の吸収が不十分なときは、下痢便とな
ります。正常では有形軟便から軽度固形便ですが、結腸に長く停滞すると(いわ
ゆる便秘)、硬い糞塊を形成して兎糞様便となります。また、直腸に狭窄がある
とき、あるいは大腸に痙攣性収縮のあるときには鉛筆様便となります。

便の色は

　また、便の色には違いがあります。一般的に、胆汁色素であるステルコビリン（stercobilin）によって黄褐色を呈しています。激しい下痢の場合、ビリルビンが還元されてウロビリンに変化する時間がなく排泄されるため、黄色～黄緑色となります。また、胆汁排泄不足で脂肪の消化が障害されているときには、粘度色を呈します。消化管に出血がある場合、それが小腸より上部ならば黒色タール便となり、大腸下部のときは鮮紅色を呈し血便となります。

　便の性状の違いは、腸管の消化、吸収、運動によるものですが、逆に、便の性状で、腸管の働きや状態を知ることもできるわけです。

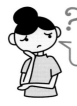

便秘時、果物、野菜、水分などを多くとるとよいといわれるのはなぜ？

A ▶▶▶ 腸の蠕動運動を促進させて、排便を促すためです。

便秘とは

　便秘とは、大腸内の糞便の通過が普通より遅れ、腸内に停滞し、排便が困難な状態をいいます。どうしても便の腸内停滞時間が長くなると、水分が吸収されて便が硬くなるので、なるべく水分を摂取することです。とくに冷たい水や牛乳は、胃―結腸反射に有効であるうえに、日本人は乳糖に耐性のない人が多いため便がやわらかくなります。

便秘と食物繊維の関係は

　また、食物繊維に富む野菜や果物を摂取すると、繊維はそのまま消化されないため食物残渣の量が増加し、胃―結腸反射や排便反射に必要な腸内容物のもととなり、機械的刺激として作用します。

押さえておこう

　排便の性状で下痢の粘液便が続く場合、感染症が考えられるため、予防的に個人防護具（PDE）を使用しましょう（感染予防の項を参照）。医師に報告し、便の培養を提出し、結果を確認します。

便秘を予防する食品は

便秘を予防する食品をあげると以下のとおりです。

①機械的刺激となる食品

- ・繊維の多い野菜：ごぼう、にんじん、れんこん、いも類、豆類、白菜
- ・果物：バナナ・プラム、桃

②化学的刺激となる食品

- ・甘味の強い食品：乳糖、あめ、砂糖漬の果物、蜂蜜
- ・酸味の強い食品：なます、ヨーグルト、レモン、夏みかん
- ・塩辛い食品：みそ漬、塩辛
- ・脂肪の多い食品：牛乳、バター、マヨネーズ、うなぎ

③物理的刺激となる食品

- ・冷たい食品：冷たい牛乳、ビール、果物

◆便秘時の看護ポイント

①便秘の原因をアセスメントします。

- ・聴診、触診で、腹鳴の有無、腹部の張り感の有無や程度を観察します（図5-16）。

②機能性便秘の場合

- ・食物繊維や水分の摂取
- ・適度な運動
- ・便意を我慢しない。

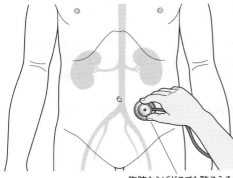

腹腔ならばどこでも聴こえる

図5-16　腹部の聴診

腹部の聴診

- ・腸内でのガスや内容物が移動する際に生じる腸蠕動音を聴取することで、消化管の活動が予測できる
- ・腸蠕動音の聴取は1か所でよい
- ・10～20秒間に聴かれる。それ以上の頻度の場合は、腸蠕動の亢進であり、全く聴こえない場合は、腸蠕動の消失
- ・腹部大動脈領域、左右腎動脈領域、左右腸骨動脈領域の血流音を聴取する。血管拡張・狭窄、門脈圧亢進、腹部大動脈瘤などの判断材料となる

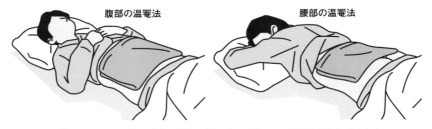

腹部の温罨法 　　　　　　腰部の温罨法

患者に声かけしながら、腹部・腰部に温タオルを当てる。保温効果を上げるため、温タオルの上にビニール袋、バスタオルをかける

図5-17　腹部や腰背部の温罨法

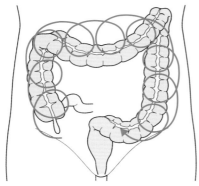 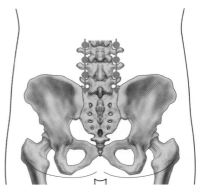

腸の走行に沿って、「の」の字を描くように、手のひらでゆっくりと押す

腰椎から仙骨にかけて、脊椎の両側を親指で4〜5秒程度圧迫する

図5-18　腹部のマッサージ

- ・起床時に冷水を摂ったり朝食を摂取し胃-直腸反射を誘発する。
- ・朝食後など決まった時間に排便習慣をつける。
- ・腹部や腰背部（第12胸神経〜第1-5腰神経〜第1仙骨神経：横行結腸2/3より末梢の交感神経（T12−L3）および副交感神経（S2-4）の中枢とほぼ一致しているからである）を温罨法し、腸の蠕動運動を促す（図5-17）。
- ・腹部マッサージ（図5-18）
- ・生活習慣の見直しでも便秘が改善しない場合は、下剤を投与する。

③器質性便秘の場合
- ・原因となる疾病の検査と治療を行う。

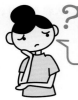

押さえておこう

▶便秘を予防することが大切なワケ

・便秘の合併症

硬くなった便を排泄しようとすることで起こる肛門の損傷（切れ痔）や、肛門周囲の血管がうっ血することで生じる痔核、排便時の努責による脳血管障害の発症などの危険性があげられます。

また、長時間停滞することで便が固まり腸に詰まってしまうことがあり、これを糞便イレウスといいます。大腸炎や潰瘍などを生じ、悪化すると穿孔を引き起こすこともあります。緊急手術となり人工肛門造設に至った例もあります。

・便秘悪化のスパイラル

便秘になると腹痛や腹部膨満感などから食事摂取量が低下し、栄養状態が悪化することでエネルギー不足となり身体活動量も低下してしまいます。それがさらに食欲の低下や飲水量不足を招き便秘を悪化させる……という負のスパイラルに陥ってしまうことになります。

便秘は軽視せず予防に努め、早期に解消することが大切です。

排便後、血圧低下により気分不快が生じることがあるのはなぜ？

A ▶▶▶ 排便後の迷走神経活動の亢進と交感神経活動の低下によって、血圧低下や徐脈などが起こるからです。

状況失神とは

排便や排尿、嚥下、嘔吐、咳嗽などの日常的な動作で誘発される失神を状況失神とよび、血管迷走神経性失神、頸動脈洞失神を含め神経調節性失神症候群と総称されます。

排便を含め上記の日常動作によって誘発される状況失神では、急激な迷走神経活動の亢進と交感神経活動の低下によって、徐脈や血圧低下をきたし、失神に至る機序が考えられています。

排便失神は中・高年齢の女性に多く発症し、排便時の"いきみ"に伴った静脈還流の減少と腸管の運動に伴った迷走神経反射が主な原因となります。

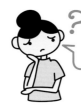

ストレスがかかると排便状態に影響が出るのはなぜ？

A ▶▶▶ ストレスによって過敏性腸症候群の発症や増悪を起こしやすくなるからです。

過敏性腸症候群とは

　過敏性腸症候群(irritable bowel syndrome：IBS)は、主として大腸の運動および分泌機能の異常で起こる病態の総称です。

　過敏性腸症候群は、①便秘型(慢性的な便秘や腹痛)、②下痢型(下痢症状が続くもの。一般的には血便を伴わない)、③不安定型(下痢便秘交替型ともよばれる。下痢症状が何日間か続いた後、便秘症状が起こり、これが交互に繰り返される状態)などに分類されます。

　過敏性腸症候群の原因としてストレスによる腸管の運動異常が原因の1つと考えられていますが、脳がストレスを感じると腸管の運動に関係する自律神経系の異常が起こります。大腸の蠕動運動が亢進すると、十分な水分吸収が行われる前に腸管内容物が押し出される状態となり、下痢状態が起きてしまいます。また、反対に大腸の蠕動運動が低下(抑制)と、内容物が腸管内に長く留まる状態となり、水分が過剰に吸収されて硬い便となり、便秘傾向となります。

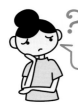

浣腸は無菌操作でなくてもよいのはなぜ？

A ▶▶▶ 健康人の大腸内には、腸内細菌叢により細菌が常在しているので、無菌操作をしても意味がないためです。

胃・十二指腸が無菌なのは

　健康時では、通常胃および十二指腸はほとんど無菌です。おそらく、胃液のpHが低いため酸に弱い菌は死滅し、腸の蠕動運動により、細菌はあまり増殖しないうちに小腸下部に送られるからだと思います。ただし、胃潰瘍や胃炎などの症例では、胃粘膜にヘリコバクター・ピロリ(*Helicobacter pylori*)とよばれる菌がしばしば認められます。

浣腸が無菌操作でなくてよいのは

　また、回盲弁を境として、大腸では腸内細菌叢の著しい変化が起こり、細菌数は急激に増加します。したがって、大腸には多数の細菌がいるため浣腸は無菌操作でなくてもよいわけですが、イリゲーターが高すぎたり、浣腸液の量が多すぎた場合に、浣腸液が回盲弁を逆行して回腸内へ入る危険性があります。大腸の内

押さえておこう

　嵌入便：慢性的に直腸に便が滞留し便意が起こらないまま直腸内でカチカチに硬くなって、自力では排出できない状態です。このときむやみに下剤を投与すると大腸上部の下痢便が一気に下りてきて、直腸に便があるため自然と緩んだ内肛門括約筋の間から固形便が出ないまま下痢便だけが漏れて、だらだらと便失禁が続きます。この場合は摘便を行います（図5-19）。

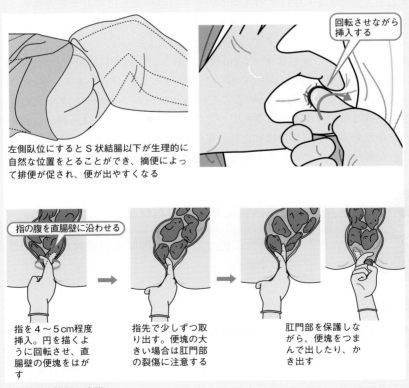

回転させながら
挿入する

左側臥位にするとS状結腸以下が生理的に自然な位置をとることができ、摘便によって排便が促され、便が出やすくなる

指の腹を直腸壁に沿わせる

指を4〜5cm程度挿入。円を描くように回転させ、直腸壁の便塊をはがす

指先で少しずつ取り出す。便塊の大きい場合は肛門部の裂傷に注意する

肛門部を保護しながら、便塊をつまんで出したり、かき出す

図5-19　摘便の実際

容が回腸へ逆行すると、細菌性小腸炎などが発症する原因となりますので注意を要します。

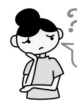

浣腸時、カテーテルを挿入する長さはどのくらいなの？

A ▶▶▶ 5cm以上の挿入を避けます。挿入が長すぎると腸粘膜を損傷する危険性があるためです。

カテーテル挿入の長さは

　成人の直腸の長さは約20cmです。したがって、カテーテルを奥に挿入しようとすると、S状結腸へ移行する部位の腸壁や直腸膨大部に存在する直腸弁を機械的に損傷する危険性があります。また、カテーテルの先が折れ曲がって浣腸液の流入を防げる可能性もあります。

　成人では肛門管の長さは4〜5cm程度であり、一般的にはカテーテルを5cm挿入すれば安全で、しかも初期の目的を達成することができます。5cm以上の挿入では、肛門縁から約6cmのところにあるコールラウシュヒダを含め直腸壁を損傷させる可能性があるとされています。逆に短すぎると注入時、一定の水圧がかかるためカテーテルが抜けたり、浣腸液が腸内に入らず肛門より外に排出することがあります。ですから、適当な長さまで挿入する必要があります。

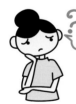

浣腸時、左側臥位にするのはなぜ？

A ▶▶▶ 腸の走行に合っていて無理なく浣腸液が注入できるためです。

腸の走行は

　解剖学的に下行結腸以下のS状結腸および直腸の走行は、左上より右下方へ走っているため、左側臥位をとるとS状結腸以下の部はきわめて自然な位置をとることができます（図5-20）。逆に、右側臥位をとると、S状結腸は右側方へ圧迫されて非生理的な位置をとることになります。

　また、側臥位は肛門をはっきり確認することができるので、挿入が容易である

と同時に安全です。

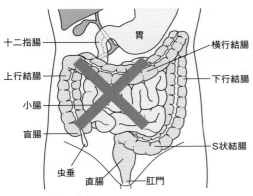

図5-20　腸の走行

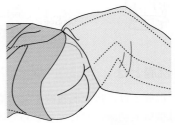

左側臥位にすると、S状結腸以下の部分は生理的に自然な位置をとることができる

押さえておこう

　浣腸を立位前屈で実施すると、直腸前壁にカテーテルが当たり、直腸粘膜を傷つけ、直腸穿孔を引き起こすこともあるため、禁忌となります（図5-21）。左側臥位での浣腸後、すぐに排便できる環境を整え、患者が安心して浣腸を受けられるようにしておきましょう。

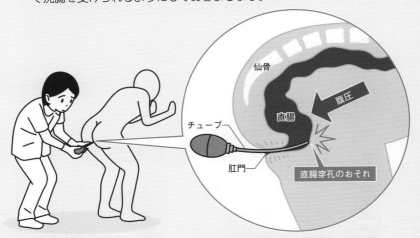

立位では肛門の位置を確認しにくく、チューブの挿入が目視できない

腹圧により直腸前壁の角度が鋭角になり、チューブの先端が直腸に当たりやすい

図5-21　立位での浣腸と直腸の解剖との関係

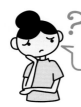

高圧浣腸時、イリゲーターの液面の高さを肛門から50cmくらいにするのはなぜ？

A ▶▶▶ 腸粘膜に対して、浣腸液の圧力が、機械的刺激として最適であるためです。

浣腸とは

浣腸とは、排便困難時や腸の蠕動運動を促すときなどに行なわれます。腸粘膜は機械的刺激に対してきわめて鋭敏なため、カテーテルの太さおよび腸管との間の摩擦、浣腸液の量、イリゲーターの高さなどに対しては、適切な考慮が必要です。

イリゲーターを高くすると

イリゲーターの液面を高くすると、強い圧力が直腸に作用することになり、注入速度も速くなるので、急激に大量の浣腸液が直腸に入ります。すると、直腸の急激な拡張と内圧の上昇により腸粘膜を損傷する危険があり、また、早期に排便反射が起こります。その結果、所定量の浣腸液が入りきらない前に便意を感じ、排便せずに、浣腸液だけが排出してしまうことになります（図5-22）。

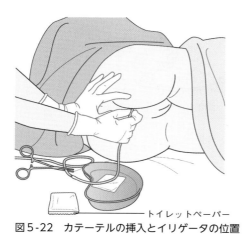

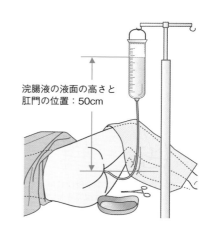

浣腸液の液面の高さと
肛門の位置：50cm

トイレットペーパー

図5-22　カテーテルの挿入とイリゲータの位置

浣腸のカテーテル挿入時、患者に口呼吸させるのはなぜ？

A ▶▶▶ 緊張して腹圧がかからないようにし、カテーテルを挿入しやすくするためです。

口呼吸させるのは

　カテーテルを挿入する前に、必ずリドカイン（キシロカインゼリー）などの潤滑油をつけて、患者に苦痛を与えないようにします。しかし、異物が肛門から侵入することで肛門括約筋が収縮したり、緊張して自然に腹筋に力が入ってしまいます。そのときの状態は、排便動作に入ったときの「いきみ」に似ています。「いきみ」は、吸息位で声門を閉ざすことで可能な動作ですから、口呼吸をすることでいきみを防ぐことができます。その結果、腹腔内圧がかからず、カテーテルの挿入が容易となります。

　口呼吸をさせることも必要ですが、まず、その前に患者にくわしく浣腸の説明をし、少しでも不安を取り除き、できるだけ協力を得ることも重要です。

 浣腸液の温度を40℃程度にするのはなぜ？

A ▶▶▶ 腸壁を軽度に刺激して、適度の蠕動運動を起こさせ、しかも自覚的に気持ちのよい温度であるためです。

浣腸液の温度が決まっているのは

　直腸温は口腔温・腋窩温よりは高く、普通37.5〜38℃くらいです。浣腸液の温度はこれよりも高くても、低くても、ともに腸粘膜を刺激します。

　一般に温度が高いものは腸粘膜への刺激が強すぎるため、炎症を起こして危険です。また、温度が低いものは腸壁の毛細血管が収縮して血圧を上昇させたり、腸痙攣になる可能性もあります。

好ましい浣腸液の温度は

　直腸温よりやや高め（40℃前後）の温熱刺激が最も腸粘膜を適度に刺激し、浣

腸の目的である蠕動運動を促進させます。

　また患者にとっても、浣腸の際、自覚的に気持ちのよいのは、直腸温よりやや高めの温度です。

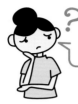 浣腸液を注入した後、５分間くらい我慢させるのはなぜ？

A▶▶▶ 浣腸液が腸管内に留まることが、腸に適度な機械的刺激となるためです。

浣腸液注入後、排便を我慢させるのは

　浣腸液は、腸に機械的刺激を与え、蠕動運動を促します。しかし、浣腸後すぐ排泄させてしまうと、浣腸液のみが排出され浣腸の目的が果たせなくなってしまいます。ですから、できるだけ患者に協力してもらい、５分間くらい我慢させることが必要です。

排泄を我慢させてはいけないのは

　重症患者、衰弱患者、高血圧患者の場合は、必要以上に排泄を我慢させたり、長期間怒責（いきみ）させると、体力の消耗や血圧の変動などがみられるので十分注意し、無理をさせないようにします。

6 栄養

栄養の生理的・心理的・社会的意義を考えて援助しましょう

栄養とは生体の生理的機能を十分に発揮するための基本的欲求であり、生命を維持するためのものです。

食欲や空腹は感情と結びついて食行動につながり、心理的な安定感や満足感に関与します。

食事は社会関係や人間関係を構築する手段でもあります。また、食事や食物にかかわる習慣は個人の環境や生育背景などによって多くの意味を含んでいます。

したがって看護者は、さまざまな角度から食行動の意味を考え、理解しながら援助する必要があります。

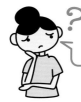

年齢、性別、体格などにより栄養摂取量が違うのはなぜ？

A ▶▶▶ 年齢、性別、体格などによりエネルギー必要量が違うためです。

食事摂取基準とは

　食事摂取基準は、健康な個人及び集団を対象として国民の健康の保持・増進、生活習慣病の予防のために参照するエネルギー及び栄養素の摂取量の基準を1日当たりの数値で示したものです。

　生活習慣の予防及び重症化予防に加え、高齢者の低栄養予防やフレイル予防も視野に入れて策定されています。（日本人の食事摂取基準2020年版）

エネルギー必要量とは

　エネルギー必要量の推定値の算定には基礎代謝量が必要です。基礎代謝量は年齢、性別、身長、体重を用いて算出します。

　実際には身体活動レベルをⅠ（低い）、Ⅱ（ふつう）、Ⅲ（高い）に分けて、それぞれの年齢階級別推定エネルギー必要量が示されています。また、乳児期は、0〜5か月、6〜8か月、9〜11か月の3期に分け、1〜17歳を小児、18歳以上を成人としています。妊婦・授乳婦については、妊娠・授乳に伴って必要となるエネルギー量を付加して必要量としています。

　一般に、エネルギー必要量は加齢とともに低下しますが、これは主として基礎代謝量の低下によるもので、身体活動量が低下することも原因です。

押さえておこう

・食欲がない場合は苦痛にならないよう無理に食事を勧めないことも必要です。栄養必要量を考えるのも大切ですが、本能的に食事を食べたくないという身体の反応も捉えることが重要です。
・1日の生活リズム（活動と休息のバランス）を整えてお腹が空くようにしていくことも大切です。
・水分摂取もできるように患者のADLに合わせて準備しておきましょう。
・栄養状態をアセスメントするための情報に身長、体重、BMIがあります。BMIは体重（Kg）÷身長（m）^{2}で計算します（普通18.5以上25未満）。

押さえておこう

摂食・嚥下とは、食べ物を認識して、咀嚼し、口腔から咽頭、食道を経て胃に送り込むという一連の流れです。：摂食・嚥下のプロセスは、5期に分かれます（図6‑1）。摂食に問題がある場合は、5期のどこに原因があるのかを観察・アセスメントするとよいでしょう。

①**先行期（認知期）**：目で見て食べ物を認識する時期です。

②**準備期（咀嚼期）**：食べ物を口腔内に入れる時期です。

③**口腔期**：歯と舌を使って食物を塊にして咽頭へ送り込む時期です。

④**咽頭期**：食塊が食道へ送り込まれる時期です。喉頭蓋が閉じて気管に入るのを防ぎます。

⑤**食道期**：食道の蠕動運動により食塊が胃に送り込まれる時期です。上食道括約筋が収縮して食塊が咽頭へ逆流するのを防ぎます。

摂食・嚥下のプロセスのなかで、食べ物などがなんらかの原因によって、誤って気管に入ってしまうことを誤嚥とよびます。嚥下反射の障害や、嚥下する力の低下などが原因となります。誤嚥には、顕性誤嚥と不顕性誤嚥の2種類があります。

・**顕性誤嚥**：食事中にむせ込んで明らかに誤嚥とわかる状態

・**不顕性誤嚥**：気づかないうちに、鼻腔・咽頭・歯周の分泌物を誤嚥している状態

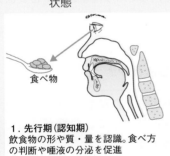

1．先行期（認知期）
飲食物の形や質・量を認識。食べ方の判断や唾液の分泌を促進

食べ物

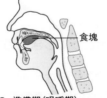

2．準備期（咀嚼期）
食べ物を咀嚼し、飲み込みやすい形状（食塊）にする

食塊

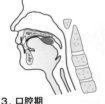

3．口腔期
舌の運動によって、口腔から咽頭へ食塊を送る

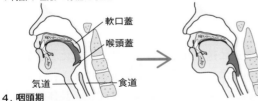

軟口蓋
喉頭蓋
気道　　食道

4．咽頭期
口峡（口腔と咽頭と境）粘膜への接触刺激により、舌、口蓋、咽頭が食塊を喉頭に送る。①〜④の咽頭反射が起こる
①口蓋筋が口峡を狭め、食塊の口腔への逆流を防ぐ
②軟口蓋が挙上され、食塊の鼻腔への逆流を防ぐ
③口腔底や咽頭、喉頭が挙上され、喉頭口を閉鎖
④咽頭収縮筋により食塊を食道へと送り込む

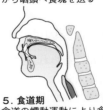

5．食道期
食道の蠕動運動により食塊を噴門へと送る。食道の蠕動運動の速度は毎秒4cm程度

図6‑1　嚥下のメカニズム

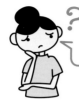

誤嚥予防のためにうなずき嚥下がよいのはなぜ？

A ▶▶▶ 食塊の咽頭での残留を防ぎ、食塊をスムーズに食道へ送り込むためです。

うなずき嚥下とは

　嚥下時には口腔内で形成された食塊が、咽頭から食道に円滑に送り込まれる必要があります。しかし、咽頭では食塊の残留しやすい部位が2か所あり、その1つが梨状陥凹（梨状窩）であり、この場合には横向け嚥下が有効とされています。もう1つの残留しやすい部位が喉頭蓋谷であり、これを防ぐには頸をまず後屈させ、重力によって喉頭蓋谷に残留した食塊を咽頭後壁に落とし、その後に頸を前屈させて食道の入口部を開き、また気管入口部の角度も急となり誤嚥を防ぐことができます。

　上記の一連の流れが、うなずく動作と類似しているためうなずき嚥下とよばれています。

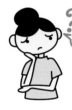

誤嚥はなぜ起こってしまうのでしょうか？

A ▶▶▶ 嚥下に必要な反射（嚥下反射）の異常、嚥下力の低下あるいは食道の狭窄などによって、食塊が誤って気管に入ってしまうからです。

誤嚥の原因は

　咽頭に送られた食物（食塊）が食道に送られるには、①嚥下反射による気管へ誤まって入ることの防止、②咀嚼筋の働き、③舌や咽頭の筋肉の働き、④食物の通過経路に狭窄がなく開いている状態、などが必要となりますが、具体的には以下の原因によって誤嚥が起こることがあります。
①寝たきり状態。
②加齢による咀嚼機能や神経機能（嚥下反射）の低下。
③口腔内の異常による咀嚼機能低下：歯の欠損、かみ合わせの不良、口腔乾燥、口腔内腫瘍、炎症など。

④神経系の機能低下：脳血管障害、認知症など。

⑤喉頭・咽頭および食道の腫瘍、食道機能低下（下部食道括約筋機能障害）、胃切除後状態。

　　食事場面を観察し、栄養状態が不良であったり、食事摂取が進まなかったりする場合、なぜそれらが起こっているのかを考えます。
　　食事摂取に関する機能的な問題なのか、入院によるもともとの食生活や生活環境の変化なのか、精神的な問題なのかなど原因をアセスメントします。

◆**食事介助時の援助**

①排泄の確認をします。

②体位を整えます。

　・基本的には座位で軽度頸部前屈位とします（**図6-2**）。ただし、むせ込みのある患者や座位のとれない患者の場合は30°半座位とします。ギャッチアップする場合、腰の位置を合わせる（**図6-3**）。

③口腔の状態の確認をします。うがいをします（必要な人は入れ歯をつける）。

④配膳する

　・適温な状態で、患者からよく見える位置に配置します。

　・テーブルの高さは、患者の手が自然にテーブルの上にのせられるくらいに調整します。

■食事介助の基本姿勢

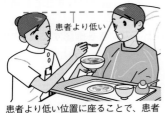

患者より低い

患者より低い位置に座ることで、患者は自然に頸部軽度前屈位になる

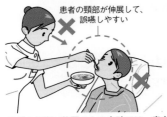

患者の頸部が伸展して、誤嚥しやすい

患者より高い位置からの介助では、患者が見上げるかたちになり、誤嚥しやすい

■車いすでの食事

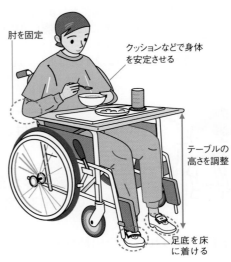

肘を固定

クッションなどで身体を安定させる

テーブルの高さを調整

足底を床に着ける

図6-2　食事介助の基本と車いすでの食事

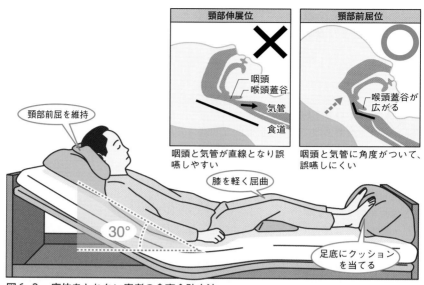

図6-3　座位をとれない患者の食事介助方法

⑤介助する
　・スプーンを口に入れるときは、水平に入れます。口唇を閉じたら、水平に抜きます。
　・1回量は、ティースプーン1杯程度にします。あまり量が少なすぎても嚥下反射を誘発する刺激になりません。
　・しっかり嚥下したことを確認し（甲状軟骨の上下の動きを確認する）、次のひと口を介助します。
⑥口腔ケアをします。入れ歯は外して洗います。

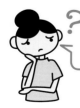

1日に必要な水分量は、どのくらいなの？

A ▶▶▶ 1日に必要な水分量は、飲料水として1000〜1500mL程度と考えられています。

1日に行われる水分出納（in-out）

成人の1日に排出される水分量は、　①尿として1000〜1500mL、②不感蒸泄

として約900mL、③糞便中の水分(約200mL)などがあります。

尿は、体内で生じる老廃物などを排泄するために必要な最小限の尿量(約500mLで、これを不可避尿とよびます)と、他に排泄される尿量(500～1000mLで、これを可避尿とよびます。この尿量は飲料などの摂取される水分量や気温、運動量などによっても増減されます)の合計になります。

不感蒸泄は、肺や皮膚から排泄される水分(肺からの呼気に含まれる水蒸気量が約400mL、皮膚から無意識に排泄される(運動時の汗とは異なります)水分量が約500mLになります。

これに見合う摂取される水分は、①飲料水1000～1500mL、②食物に含まれる水分(約800mL)、③代謝水(約300mLで、各種栄養素が体内で酸化分解されるときに生じる水分)などがあり、ホルモンなどによる調節が働きますが、摂取量と排出量との均衡を保つ必要があります(表6-1)。

表6-1　1日の水分出納

1日に排泄される水分	1日に摂取される水分
尿：不可避尿(500mL)＋可避尿(500～1000mL)	飲料水(1000～1500mL)
不感蒸泄(約900mL)	食物中(約800mL)
糞便中(約200mL)	代謝水(約300mL)

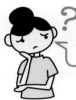

経管栄養チューブの挿入の長さが成人で45～50cmなのはなぜ？

A▶▶▶ 成人において、口腔(門歯)から胃内(チューブの先端が胃底部に届く)に達するまでの距離が45～50cmであるためです。

経管栄養が行なわれるのは

経管栄養法は、嚥下障害および消化管の通過障害などがあって口から食事を摂取することが不可能な場合に行なわれます(図6-4)。

また、意識レベルの低下している患者にも栄養補給として行なわれます。

経管栄養チューブを挿入する長さは

経管栄養チューブの長さが短すぎると胃まで届かないので、通過障害のある場合などでは栄養剤が貯留して、逆流してくる可能性もあります。

逆にチューブが長すぎると、胃壁を刺激したり穿孔を起こす危険があるので、

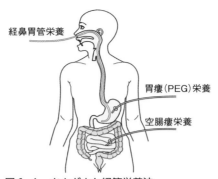

経鼻胃管栄養

胃瘻（PEG）栄養

空腸瘻栄養

図6-4　さまざまな経管栄養法

必ず挿入する際には、45〜50cmの箇所に目盛りをつけておくことが必要です。また、経管栄養チューブが胃内に入ったことを確認する方法は、次のとおりです。
①注射器で引くと胃液が採取される。
②注射器で空気を注入し、聴診器を季肋部に当てると泡音が聴こえる。

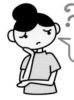

経管栄養時、注入速度が速いとどうなるの？

A▸▸▸　腹部膨満、嘔気、嘔吐をはじめ、下痢の原因となります。

経管栄養の副作用は

　経管栄養の副作用としては、腹部膨満、下痢、嘔気・嘔吐などがあります。このなかで問題となるのが下痢です。その原因は注入速度です。注入速度が速いと流動物の大量摂取による機械的刺激が起こり、腸の蠕動運動が亢進され、腸内容物の急速な通過（いわゆる下痢）となります。また、一度下痢が発生すると、頻回に起こり患者の苦痛は大きくなります。

　下痢の際は、注入は原則として24時間注入が望ましく、注入量は1時間あたり100mLを超えないようにし、フードポンプのような器具を用いてゆっくり行なうとよいでしょう。

　また、下痢の原因には、注入速度以外に栄養剤の組成、pH、浸透圧、濃度、温度などがあります。そのなかで注入時に注意すれば下痢を防げるものとして、濃度と温度があげられます。

　はじめから、いきなり高濃度の栄養剤を注入すると、下痢などの副作用が起きます。したがって、通常の２倍くらいに薄めた低濃度(10%程度)のものを予定量の半分くらいから開始し、濃度および注入量を段階的に増やしていき、消化吸収代謝系の"慣らし"を行ないます。そして５〜７日をかけて１kcal/mLの濃度のものを必要量投与するようにもっていくとよいでしょう。

栄養物の温度は

　栄養剤の温度としては、細菌の繁殖防止という意味でも経管栄養の栄養剤は温めずに、常温で注入します。ただし、低温によって下痢を起こす場合は栄養剤を湯煎などで、体温と同じくらいの温度に温めてから使用するとよいと思います。

経管栄養のチューブ挿入時、半座位や座位をとらせるのはなぜ？

A▶▶▶　咽頭、食道が一直線となり、嚥下しやすくチューブを挿入しやすいためです。

経管栄養チューブを挿入しやすい姿勢は

　経管栄養を行なうには、鼻か口を通して胃までチューブを挿入するわけですが、その際、最も注意しなければならないことは、チューブを誤って気管に入れないことです。そのために、咽頭と食道が一直線となるような、半座位および座位の体位をとるようにします(図6-5参照)。また、患者に肩の力を抜かせ、顎を突き出すようにさせると、口腔、咽頭、食道がほぼ一直線となり、いっそう挿入しやすくなります。

挿入時の患者の苦痛を軽減するには

　チューブ挿入の際、患者にとって最も苦痛なのは、食道の上部を通過するとき嘔吐反射が起こることです。ですから食道上部狭窄部位の通過は、慎重かつ速やかに行ない、通過後は嚥下運動とともにゆっくり挿入することです。また、無理に挿入すると粘膜を傷つけ、かえって嘔吐反射を誘発するので注意が必要です。

　誤って気管にチューブが挿入されたときの徴候は、次のとおりです。
①咳や嗄声(させい)(かれ声)が出る。
②チューブの先端を水中に入れると気泡が出る。

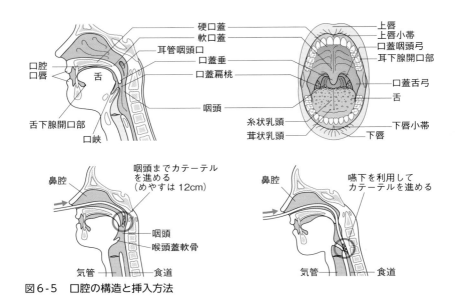

図6-5　口腔の構造と挿入方法

③チューブをつまむと呼吸困難となる。

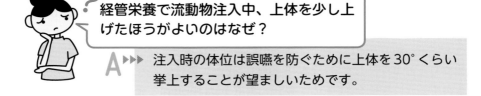

経管栄養で流動物注入中、上体を少し上げたほうがよいのはなぜ？

A▶▶▶　注入時の体位は誤嚥を防ぐために上体を30°くらい挙上することが望ましいためです。

上体を少し上げるのは

　経管栄養では、直接胃の中に流動物が入っていくわけですが、仰臥位のままだと、流動物が逆流して気管へ入ってしまう（誤嚥）可能性もあり危険です。また、胃の中に入っても、胃の蠕動運動が十分に行なわれなかったり、幽門部の狭窄などがあると、流動物が胃の中に長時間停滞することになります。そのため、腹部膨満や嘔吐などを起こす場合があります。

　仰臥位よりも上半身を少し上げたほうが重力の助けを得て、流動物の逆流の防止や十二指腸への流出がスムーズにいきます。

長期間臥床している患者の場合は

　長期間臥床している患者は、頸部および背部の筋力が衰えて頸部の安定が悪いこともあるので、頸部が曲ったりしないよう枕などの高さを考え、体位を整えるように気を配ることも大切です。

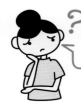

経管栄養中に誤嚥してしまうことがあるのはなぜ？

A▸▸▸ 経管栄養物の嘔吐、体動時の刺激や通過障害および胃内圧の上昇による胃内容の逆流などが原因となって、経管栄養中でも誤嚥が起こることがあります。

誤嚥の原因とは

　前述の疑問点に対する回答にもあるように、経管栄養中においても注入物（流動物）の誤嚥は以下のいくつかの原因によって起こる可能性があります。

①経管栄養物の嘔吐および嘔吐物の誤嚥。

②経管栄養は水分が多く、その滴下スピードが的確でなければ逆流や誤嚥の可能性が高くなる。

③胃を圧迫するような体位や、胃・腸の通過障害などによる胃内圧の上昇。

④体動時の刺激による逆流や的確な体位が保てない状態。

⑤胃の排出能の低下。

◆経管栄養を必要とする患者の看護ポイント

①経管栄養の目的や方法を説明し、承諾を得る。

②ベッドアップ30°の体位をとり、膝を軽く屈曲し、腹部の緊張をとります。

・経管栄養チューブが胃内に挿入されていることを確認します。カテーテルチップで胃液を吸引し、pH5.5以下であることを確認することが望ましいです。空気を少量注入して、聴診器を上腹部にあて気泡音を確かめて、胃内に挿入されていることを確認する方法は、誤認される場合もあります（図6-6）。チューブ挿入時には、レントゲン写真で胃内に挿入されていることを確認することが推奨されています。

・胃の蠕動運動に流動食の温度は影響しないため、流動食の温度は常温で入れる。急速な投与をしたり冷えているものは直接注入してはいけません。
・100mL/30分程度とされていますが、消化器症状がなければ300〜500mL/30分〜1時間程度で滴下しても支障がないこともあります。

■経管栄養チューブの挿入の確認と固定例

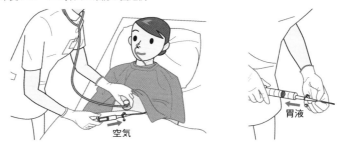

空気　　　　　　　　　　　　　　　　　　　胃液

注射器で胃内に空気を5〜10mL を注入し空気音を聴取したり、または注射器で胃液を吸引し、チューブが胃内に挿入されていることを確認する

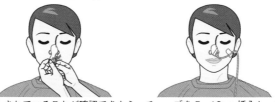

胃内に挿入されていることが確認できたら、チューブを5〜10cm 挿入し、絆創膏で固定する

■経腸栄養剤の注入

持続注入　　　　　　　　間欠注入　　　　　　　　短時間注入

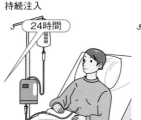
24時間

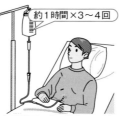
約1時間×3〜4回

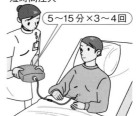
5〜15分×3〜4回

経腸栄養用注入ポンプを使用して滴下。24 時間連続して、小量ずつ栄養剤を注入する。より正確な注入量が要求される場合に用いられる

自然滴下により注入。1 日3〜4回、約1時間程度の時間をかけて栄養剤を注入する。重力式ではいっぺんに大量の栄養剤が入って下痢を起こす可能性もある

半固形流動食を加圧バッグを用いて、1日3〜4回、5〜15 分かけて注入する。手動ポンプで簡単に加圧が可能

図6-6　チューブの挿入の確認と固定例

③注入中は、バイタルサインの変化や腹部不快感や腹部膨満感などの出現に注意します。

④注入終了後は、経管栄養チューブ内にある流動食の腐敗防止、チューブの閉塞防止のため、微温湯を通し、クレンメで止めます。

⑤注入後は30分〜1時間ギャッチアップを維持します。また、下痢症状や嘔気・嘔吐症状がないか注意します。

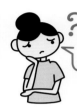

身長測定時、足先を30〜40°開くのはなぜ？

A ▶▶▶ 足先を閉じて立っているより安定し、膝がまっすぐのびるので、正確な身長が測定できるためです。

身長の測定時、足先を30〜40°開くのは

尺柱を背にして身長計の台の上にのり、両踵を密着させたまま足先を閉じると、やや安定感に欠け、両膝がまっすぐに伸びにくく、意識しないでいると膝が少し曲がってしまいます。逆に足先を90°以上に開くと、立っていること自体不安定になります。実際に、足先を30〜40°開くと安定した立位をとることができ、また自然に膝が伸び、結果として、正確な身長を測定することができます（図6-7）。

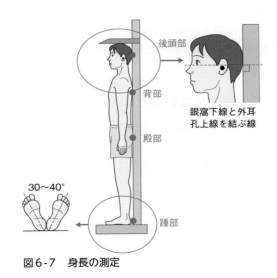

図6-7　身長の測定

身長測定時のポイントは

測定時のポイントをあげると次のとおりです。

①尺柱の角度が傾いていないこと（尺柱が1°傾くことにより、150cmの身長で0.25mmの誤差がでます）

②踵、殿部、背部がちゃんと尺柱についていること。

③顔は正面を向いて顎を少し引き、眼窩下縁と外耳孔上縁を結ぶ線が水平になっていること。

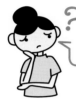

体重測定は一定の時刻に行なうほうがよいのはなぜ？

A ▶▶▶ 体重は、摂食、排便、排尿および運動などによって変化するためです。

体重測定は午前10時ごろがよいのは

体重は体調や栄養状態によって増減します。体重の測定は、消化・吸収の状況、疾患の経過および体力の状態を判定するうえで大切です。

一般に体重測定は、一定の時刻に行なうほうがよいと考えられていますが、これは摂食、排便、排尿および運動など、体重の増減に影響する因子を考慮した結果です。朝食後の消化時間と排便・排尿の習慣を考慮し、運動による影響が比較的少ない午前のうちでは、午前10時ごろが生理的に最も安定した値を示すものと考えられます。

午前10時ごろに測定できないときは

入院時には午前10時ごろの測定が可能ですが、一般の生活をしている健常者では、午前10時の測定は困難なことが多いようです。その場合、排便、排尿後で食後の一定した時刻であれば大きな差異はありません。この一定した時刻での測定というのが重要です。

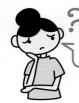

腹囲測定のとき、仰臥位で膝を伸ばした
体位をとるのはなぜ？

A ▶▶▶ 膝の屈曲の度合いによって腹囲の測定値が変動する
のを避けるためです。

腹囲とは

　腹囲は、仰臥位で膝を伸展した体位をとったときの、臍の位置の体軸に垂直な
腹部周囲径です（図6-8）。浮腫や腹水の状態など疾患の経過、および妊娠時の胎
児の大きさや羊水の量など妊婦の健康状態と胎児の成長を判断する指標の1つで
す。

腹囲測定のポイントは

①食事の影響を受けない早朝空腹時あるいは、食後2時間を経過した時間に測定
　する
②巻尺は臍高を通る水平周囲に（身体を軸として水平になるように）巻き、臍高位
　を測定する
③被測定者に自然な安楽な呼吸をさせ、呼吸時の終わりの示度を読む、あるいは
　呼気時と吸気時の中間を読み測定値とする

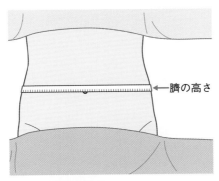

←臍の高さ

図6-8　腹囲の測定

7 清潔

患者の障害の状況を的確に把握し、必要以上の負荷を与えないように清潔ケアを実施しましょう。

身体の清潔は、社会生活を営むうえで必要なエチケットの1つです。しかし、健康に障害が起きると、これまでどおりに身だしなみを整えることが困難になったり、加えて、疾患によっては分泌物などによる汚染によって、生体の生理機能を阻害することもあります。全身の清潔を保つことは、生理機能を高めることにつながり、その人らしさを取り戻すためにも必要なことです。

清潔ケアを実施する際には、患者のプライバシーを守るとともに、身体に現れる情報を的確につかむことができます。また、入浴や清拭など時間がかかるケアでは手際よく行うとともに、患者とのコミュニケーションをはかりながら、信頼関係を構築していきましょう。

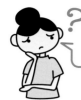

入浴の湯の温度は40〜43℃が適当と
されているのはなぜ？

A▶▶▶ 一般的には、40〜43℃の温度が、温熱作用として
皮膚や筋肉の血液循環を盛んにし、心機能を亢進さ
せて全身の代謝を高めるためです。

入浴が好ましくないのは

入浴は全身を清潔にするのに最もよい方法です。したがって、入院中の患者も
入浴するのが好ましいわけですが、エネルギーの消耗が大きいため、高血圧や心
臓疾患などでは入浴を絶対にしてはいけない場合もあります。

入浴の全身への影響は

一般に42℃以上を高温浴、37〜39℃を微温浴とよんでいます。42℃以上の高
温になると、その温度刺激により、皮膚の血管はまず収縮し、次いで拡張して心
機能を亢進させます。

したがって、入浴直後に一過性の血圧の著しい上昇がみられるので、高血圧や
動脈硬化のある患者には好ましくありません。しかし、このような患者の場合で
も微温浴ですと、入浴直後から血圧は下降し、38℃で20分入浴しても血圧の上
昇は認められないといわれています。

また、入浴は皮膚を清潔にするばかりではなく、全身への影響としては、以下
にあげた3つの作用があります（図7-1）。

①温熱作用
　・循環促進：脈拍の増大
　・血圧の変動
　・多量の発汗
　・神経の感受性の低下：リラックス、鎮静
②静水圧作用
　・新陳代謝の促進
　・循環促進：末梢の血管への作用と温熱効果との
　　相乗作用
　・腹部への圧迫により横隔膜の挙上：呼吸運動が
　　抑制される
③浮力作用
　・筋肉の負担軽減：疲労回復
　・関節可動範囲の拡大：運動機能回復

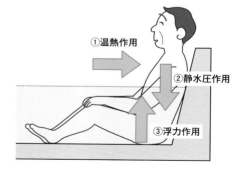

①温熱作用
②静水圧作用
③浮力作用

図7-1　入浴が全身に及ぼす作用

（桑島巌：寒冷期における中高年の入浴の事故. 日本医事新報、N3996、p.2、2000.11.25より改変）

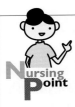

◆入浴・シャワー浴の介助

　　皮膚粘膜の清潔を保つことは、免疫力を高め、感染防止につながります。また、爽快感を得て身だしなみが整うことで気力も向上します。
・患者が準備をしている間、看護師は防水エプロンや長靴などを着用します。その間も、転倒予防のために患者から目を離さないようにしましょう。
・浴室に入ってからも、石けんの泡やお湯によって滑りやすくなっています。患者がバランスを崩していないか、段差や障害物がないかなどに気をつけて、絶えず患者から目を離さないようにしましょう（図7-2）。
・浴槽に入れる場合は、入浴する直前にも看護師自身が浴槽のお湯の温度を確認をしましょう。
・シャワーのお湯の温度は、看護師が確認を行った後、患者にも確かめてもらい湯温の好みを確認しましょう。
・湯をかける際は、末梢（上肢・下肢）から中枢（体幹）に向かってお湯をかけ、身体を徐々に温めます。
・立ち上がったり、殿部を洗うために腰を上げたりするときには、手をかける場所や足下の泡を十分に洗い流してから行動してもらい、滑る原因を取り除くようにしましょう。
・胸部や陰部を患者が洗っているときは、背部に回って肩や背にシャワーを当てるなど、羞恥心に配慮するとともに保温を行いましょう。
・高齢者は、入浴に伴う血行動態の変化に対する自律神経系の反応が低下しているため、入浴中や入浴後に意識障害を引き起こし事故につながりやすいという特徴があります。一つひとつの動作をゆっくり行い、入浴時間や室温差に注意しましょう。入浴後に、コップ1杯程度の水分補給も必要です。

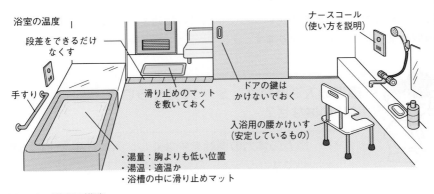

図7-2　浴室の構造

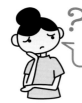

入浴は食直前、食直後を避けたほうがよいのはなぜ？

A ▶▶▶ 入浴により皮膚の血管は拡張し、そのため内臓の血流量が減少して消化に影響しやすいためです。

食物の消化は

　口から摂取した食物は消化管を通る間に、種々の消化酵素の作用を受けて簡単な物質に分解され、水、塩類、ビタミンなどとともに消化管壁を通して血液あるいはリンパに入ります。消化管で分解された栄養素の吸収量は、消化管の粘膜における血流量が重要な因子を占めています。

入浴と消化の関係は

　入浴時は、皮膚の血管が拡張し皮膚への血流量が増加するので、逆に内臓への血液量が減少してしまい消化管での栄養素の吸収にとっては不都合な状態となります。また、湯の温度が高い場合、交感神経が刺激され、腸管の運動を抑制し、消化機能が低下します。そのため、食事の前後1時間以内の入浴は避けるようにします。

入浴のほかに消化に影響するものは

　そのほか、うっ血性心不全や肝硬変、ネフローゼ症候群など浮腫をきたす疾患では、腸管の浮腫や血流不足によって、腸管の蠕動運動の低下をきたし、消化・吸収不良が起こりやすくなります。

患者の入浴時間は、5〜10分くらいがよいのはなぜ？

A ▶▶▶ 患者の体力の消耗を少なくし、入浴効果を上げるためです。

入浴時間による状態の変化は

　入浴は、皮膚を清潔にしたり、血行をよくさせて新陳代謝を促したり、筋肉の

凝りをとったり、神経をリラックスさせるなどの効果があります。しかし、患者（高齢者、循環障害のある患者など）にとっては、刺激が強く、末梢血管の拡張、発汗など体温の放散も著しく、疲労も激しくなります。

また、普通の健康人でも20分間入浴した場合、入浴後のバイタルサインの変化が入浴前の状態へ戻るのに、約2時間かかるといわれています。患者では、個人差もありますが、4〜5時間かかる場合もあるので、あまり入浴時、長湯をさせないほうが、入浴効果が得られるものと思われます。

したがって、高温浴では5〜10分くらい、微温浴でも30分以内が望ましいものと考えられます。

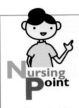

清拭は、入浴のように湯につかることはできませんが、温熱と水分を含むタオルや洗浄剤の効果で、身体の清潔がはかられます。また、エネルギーの消耗による疲労感は入浴よりも少ないため重症の患者にも適用できます。

また、清拭は、患者と看護者のコミュニケーションをはかる機会となったり、患者の全身の観察もごく自然にできます。

清拭時のポイントをあげると次のとおりです。

①患者に疲労感を与えないように、体位変換を行なう。

②洗面器にはできるだけ熱い湯を準備する（50〜54℃）。

③保温力を高めるために、タオルを重ねて用いる。

④ウォッシュクロスを手に巻いて使用する（爪がかくれ、拭く面に厚みがでる、クロスの端が患者の皮膚に触れない）（図7-3）。また、絞ったウォッシュクロスは、できるだけ患者の皮膚から離さず密着させて拭く。

⑤筋肉の走行に沿って拭く。

⑥洗浄剤をよく泡立てて拭いた後、十分な拭き取りを行うため、ゆすいだきれいなウォッシュクロスで3回拭く。

⑦拭いた直後は必ず水分を拭き取る（図7-4、図7-5、図7-6）。

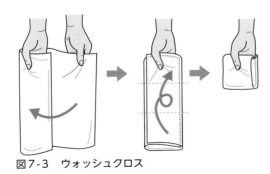

図7-3　ウォッシュクロス

【ウォッシュクロスの巻き方】
母指と示指の間に挟み、素早く巻き込みます。直接手で絞ることのできる湯の温度は50℃前後であり、ウォシュクロスを浸して絞ると40〜42℃の適温となります。不十分な巻き方をしてはみ出した部分があると、その部分は冷たくなり、清拭時に患者に対して冷感を与えます

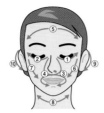 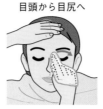 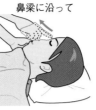 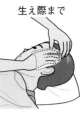

目頭から目尻へ　　鼻梁に沿って　　生え際まで

目→鼻→口周囲→額→頬→頸部→耳の順で拭く。瞼の周囲は皮膚が薄いため注意が必要で、なでるようにやさしく拭く

図7-4　顔の清拭のポイント

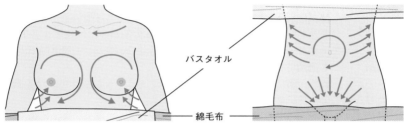

バスタオル

綿毛布

胸部を拭く。筋肉の走行に沿って拭く。胸骨→胸部→側胸部の順に拭く

腹部を拭く。結腸の走行に沿って拭く。腸の蠕動運動を促進する効果があり、排便・排ガスを促す

図7-5　胸部・腹部の清拭のポイント

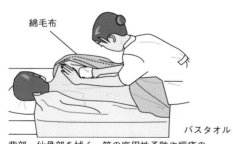 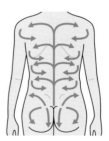

綿毛布

バスタオル

背部・仙骨部を拭く。筋の廃用性予防や褥瘡の予防につながる

仙骨部から肩甲部まで円を描くように拭く

図7-6　背部の清拭のポイント

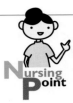

◆ブラッシングの援助

　歯がある場合は、基本的にブラッシングします（図7-7、図7-8）。

①口をゆすぎます。

・歯がある場合、歯磨きや口腔内清掃だけでは歯垢の除去や歯間部の清掃には効果がないため、先に口をゆすぐことが大切です。

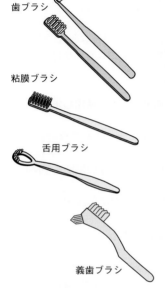

歯ブラシ

粘膜ブラシ

舌用ブラシ

義歯ブラシ

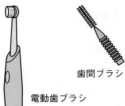

電動歯ブラシ

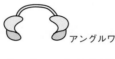

星形スポンジブラシ

歯間ブラシ

綿棒

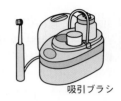

吸引ブラシ

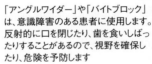

アングルワイダー

「アングルワイダー」や「バイトブロック」は、意識障害のある患者に使用します。反射的に口を閉じたり、歯を食いしばったりすることがあるので、視野を確保したり、危険を予防します

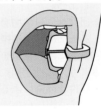

バイトブロック

図7-7　口腔ケアに必要な物品

①スクラッピング法

歯ブラシの毛先を歯面を直角に当て、前後に細かく振動させる方法

②フォーンズ法

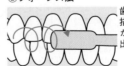

歯ブラシの毛先で円を描くようにこする。細かい部分に磨き残しが出る

③バス法

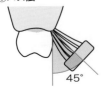

45°

歯ブラシを鉛筆のように持ち、歯と歯肉の境目に毛先を 45°の角度で当て、細かく振動させる方法。歯周ポケット部の清掃に効果的

④ローリング法

歯ブラシの毛先を歯に沿わせて当て、圧をかけたままゆっくりと回転させる方法。歯肉のマッサージ効果が高い

図7-8　ブラッシングの方法

②ブラッシングします。
　・ブラッシングは上顎、下顎ごとに咬合面、頬面、舌側をまんべんなく行います。
　　歯を1本ずつ磨くつもりでブラシを小刻みに振動させるように動かします。
③口をゆすぎます。

◆**口腔清拭の援助**
①舌苔の除去、舌や舌下、口蓋、頬内側など粘膜の清拭を行います。
　・舌のケアが不十分だと、舌の小突起の上皮が剥離し、そこの細菌や細かい食物
　　残渣などが付着し、細菌繁殖の温床となるので予防しましょう。
②保湿剤の使用
　・口腔内の乾燥を防ぐために保湿剤を使用する場合は、上塗りとならないように、
　　前回の保湿剤を取り除いてから新たに塗布します。効果的な薬効を得るととも
　　に感染の原因とならないようにしましょう。
③乾燥した痰の除去
　・ガーゼでは粘膜に傷をつけやすいため、口腔内清拭シートを使用しましょう。

◆**義歯の取り扱い**
①義歯を外したら、乾燥による変形や変質を避けるために水に入れて保管します。
　熱湯は義歯が変形してしまうので使用を避けましょう。
②義歯洗浄剤を週に1～2回使用して、義歯に付着している細菌の繁殖を予防しま
　しょう。
③研磨剤入りの歯磨き粉は、義歯表面に細かい傷がつき、細菌の温床となることが
　あるため使用は控えましょう。
④義歯による窒息を予防するために、夜間は外して就寝しましょう。

◆**Kポイント刺激**
　・仮性球麻痺による開口困難な患者には、Kポイントを刺激すると開口が促進され
　　ます。湿らせた綿棒やスプーンで軽く触る程度に刺激します（**図7 - 9**）

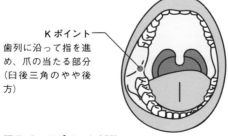

Kポイント
歯列に沿って指を進
め、爪の当たる部分
（臼後三角のやや後
方）

図7-9　Kポイント刺激

食事をしなくても口腔ケアが必要なのはなぜ？

A ▶▶▶ 口腔内の乾燥を防ぎ、感染症の予防をはかるためです。

口腔ケアの目的

　口腔ケアの目的としては、①口腔内を清掃して清潔に保ち、感染の予防をはかること、②口腔機能の維持と向上をはかること、の２点があります。食事可能な場合は誤嚥を防ぐために口腔機能の維持、向上が必要となりますが、麻痺がある場合は健常側を下にしてするなどの注意も必要となります。また口腔機能の低下を予防することによって、大脳への刺激を保ち脳機能の保持に働くとの考えもあります。

　食事をとれない場合では、咀嚼行為の減少などによって唾液の分泌量が減少し、

押さえておこう

　含嗽ができれば、歯ブラシを使用します。顔面神経麻痺のある場合は口内の動きが制限されていて、誤嚥の危険性があるため、舌ブラシやスポンジブラシの使用を考えます。口腔のアセスメントを確実に行い、その人に合った場所と方法を選択しましょう（図7-10）。

　力の入れ過ぎによる歯肉や口腔粘膜の損傷、義歯やブリッジの誤飲、歯ブラシの刺激による嘔吐・窒息などの事故が起こることがあります。気道の入口でもあることを念頭においたケアを行います。

頬	舌	口蓋	口唇の内側

上から下に向けてブラシを動かす	奥から手前に向けてブラシを動かす	咽頭にブラシをつき当てないように注意し、奥から手前に向けて動かす	左上、右上、左下、右下に分けて清掃する

図7-10　スポンジブラシの使い方

口腔内が乾燥する状態となります。この状態では、唾液による洗浄作用や抗菌作用が低下し感染が起こりやすくなってしまいます。これを防ぐためにスポンジブラシ、歯間ブラシ、舌ブラシなどの口腔内清掃補助具の活用や唾液腺（耳下腺、顎下腺、舌下腺）マッサージなどを含めた、口腔内乾燥の防止が必要となります。

体位と患者の移送

体位変換にはボディメカニクスの理解を、移動には患者の安全・安楽を最優先に行うようにしましょう。

患者に対して体位変換を行う際には、その必要性を説明し、できるだけ協力を得ながら行います。なぜならば、援助する側もボディメカニクスを十分に理解したうえで行わないと、患者に対して苦痛を与えたり、看護者自身にも腰部に過度な負担がかかることになります。ボディメカニクスを活用することによって無駄な動作を防ぎ、身体に無理がかからない動作を行うことができます。

また、患者自身が体位変換が行うことができない場合には、褥瘡のリスクを伴うこともあり、患者に合った間隔での体位変換が必要となります。

ストレッチャーや車いすでの移動においても、患者の安全・安楽を第一に行えるよう、基本的な操作を理解しておく必要があります。

患者を動かすとき、ボディメカニクスを
用いるとよいのはなぜ？

A▶▶▶ エネルギー消耗が少なく、しかも安定性および効率
性のよい動作を行なうことができるためです。

ボディメカニクスとは

　ボディメカニクスを日本語に訳すと「身体力学」であり、これは骨格系、筋系
および内臓器官の力学的な相互関係を表す言葉です。身体の各部分を同時に最も
無理なく、しかも合理的に使用できる状態にあるということです。

　患者あるいは物を動かしたり、輸送する場合には、ボディメカニクスを応用す
ることが必要です。

体位変換のキーポイントは

　体位変換とは、患者が自分で身体を動かすことができないとき、ベッド上での
姿勢や位置を動かす介助をすることです。日常生活援助や長期臥床時の褥瘡予防
および治療的ケアの目的で行われます。

　援助の際は、ボディメカニクスを使い看護者が少ない力で十分に力を発揮する
とともに、できるだけ患者自身のもつ力を活用し、患者がもっている機能の維持
向上をはかります。

　それゆえ、いつも全介助をするのではなく、患者の自立度に応じて、半介助、
部分介助と援助方法を変えていきましょう。

　ボディメカニクスの原理を生かした体位変換のキーポイントは次のとおりです
（図8-1）。

■安定性

①支持基底面を広くする：患者に対して、足を前後に開き（支持基底面を広くし
　た姿勢で立つ）ます。重心線が支持基底面の内側を通ると、安定します。

②重心を低くする：重心を低くすると安定します。

■効率性

③身体に近づける：患者に近づき、患者の肩と腰部に深く腕を入れて（支持面を
　広くする）互いの重心を近づけます。

④大きな筋群を使用する：看護者は上肢に頼るのではなく、下肢や背部の大きな
　筋群を使用しながら援助を行います。また、患者を持ち上げるよりは、水平に

安定性

①支持基底面を広くする
②重心を低くする

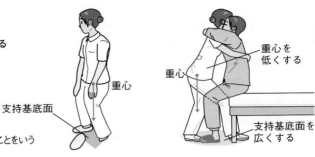

支持基底面：
身体を支える床面積のことをいう

効率性

③身体に近づける
④大きな筋群を使用する

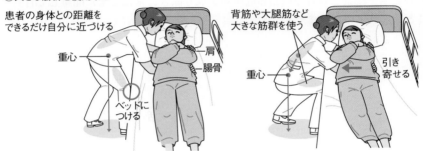

④てこの原理

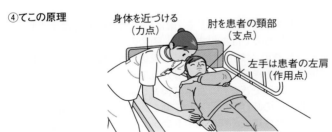

⑤トルクの原理

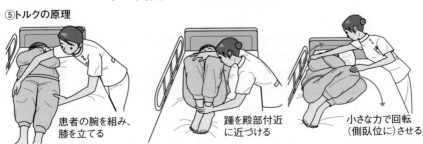

図8-1　ボディメカニクスをふまえた体位変換

引いたほうが楽であり、同時に重心の移動も行いましょう。

⑤てこの原理（支点、力点、作用点）：肘を支点として、てこの原理を応用します。

⑥トルクの原理：患者の身体を小さくまとめ、膝を立てて、肩と腰を支えて回転
させ、体軸回旋運動を誘発させます。この方法よって、小さな力で患者を回転
（仰臥位から側臥位に）させることができます。

その他、摩擦の原因（シーツのしわなど）を取り除いたり、ベッドやストレッチ
ャーに接する面を小さくして、摩擦を最小にします。また、患者のリズムに合わ
せることによって、スムーズに移動することができ、患者の苦痛を最小にするこ
とができます。

ボディメカニクスとは看護者と患者の相互関係によるものですが、看護者は患
者の状態を観察し患者の周囲の危険物を取り除き、常に安全に配慮して行動する
ことを忘れてはいけません。

押さえておこう

　　体位変換は、「体位変換＝全介助」や「重症の患者は自分では全く動けな
い」という認識で行うものではありません。患者のもつ力を見極めていくこ
とが大切なポイントです。体位変換することを患者が認識していて、協力動
作がどこまで得られるかを見極めます。膝が立てられるか、腰上げできるか、
ベッド柵につかまる事ができるか、体位変換をしようとする動作がみられる
か。加えて、こちら側の呼びかけに対して聞こえているか、認知力が低下し
ていないか、患者の離床意欲の程度もアセスメントすることが大切です。ま
た、治療上の安静が必要な場合は、どの程度の活動が可能かを医師に確認し
ておきましょう。

　　また、寝たきりにならいよう、安静が必要である場合以外は、早期に離床
を進めることが大切です。

　　一方、ベッド上で生活しなければならない患者は、廃用症候群予防や苦痛
緩和のために、体位変換を行いますが、体位変換の頻度もアセスメントが必
要です。そして、苦痛の緩和や褥瘡予防のために、適切な体圧分散マットレ
スを選択し、スライディングシートなどの用具を活用して患者の状態によって
２～４時間ごとに皮膚のズレや摩擦を防いだ体位変換を行いましょう。

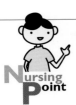

援助の際には、ボディメカニクスを使います。
①支持基底面積を広くとり、その中で重心移動をさせましょう。
②患者と看護者の身体を近づけましょう。
③重心を低くし、大きな筋群を使いましょう。
④てこの原理やトルクの原理を使いましょう。
・患者の両腕を身体の前面に置くなど患者の身体を小さくまとめ、看護師の手を深く入れると、患者に近づいて支えることができます。
・患者に説明を行い、息を合わせたり、視線を動く方向に向けてもらうなど協力動作を求めましょう。

患者を移送するとき、頭を下げてはいけないのはなぜ？

A▶▶▶ 頭部が低くなると、不安感が強くなったり、気分も悪くなるためです。

頭を下げないようにするのは

　顔がいくら進行方向を向いていても頭が下がっていたら、前方に視野が広がらないため、患者に不安感を与えます。また、頭が下がれば、重力の作用により血液の循環の変化や臓器への圧迫が加わり、患者にとっては不快感しかありません。
　したがって、頭が低くならないように移送することが重要です。そのために、斜面や階段を上がる場合は進行方向に頭から先に進み、また、斜面や階段を下る場合は足から先に進みます（図8-2）。

ストレッチャーでの移送は

　1人の看護者（A）は足部を前進し、ほかの1人（B）は患者の顔色に注意しながら、後ろから押して移送します。

担架での移送は

　担架で移送する場合には、背の高い看護者が頭部側を持ちます。背の高い人は腕の位置も高いので頭部側を持つと自然に高くなるからです。
　上るときは前を、下るときには後ろを下げて、患者の身体が水平になるようにして運びます。

137

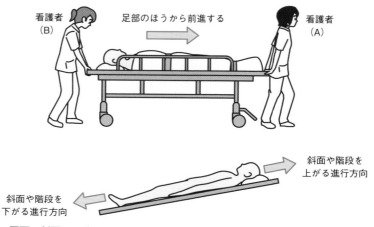

図8-2 平面・斜面での移送方法

車いすでの移送は

　ただし、車いすで移送する場合には、上るときには前向きですが、下るときには、前向きだと患者が前へ倒れる危険性があるので、後ろ向きにします。

とくに注意を要する場合

　創傷のある場合には、患部を高くします。また、麻酔のさめない患者、とくに低比重の麻酔薬を使用している場合は、頭部を高くしないようにして輸送します。

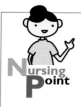

Nursing Point

・援助の際には、ふらつきや転倒・転落を防ぐ安全保持に重点がおかれます。
・ストレッチャーのサイドレールを上げ、必要時安全ベルトを締め、止まっているときはブレーキを確実にかけます。
・ストレッチャーとベッド間での移乗の際は、ストレッチャーの高さはベッドと同じ高さか移動する側を2～3cmほど低くして、水平に移動できるように調整をします。
・ストレッチャーの方向転換時は患者の頭側が遠心力の影響を受けないよう、頭側を軸にして足側の回転で向きを変えるようにします。
・患者にこれからどうするかをきちんと説明し、患者ともタイミングを合わせることが必要です。

患者を移送するとき、足から先に進むのはなぜ？

A ▶▶▶ 足から先に進むと、進行方向に視野が広がって安心感があるためです。

足から先に進むのは

　ストレッチャーや担架で移送する際、頭から先に進んだ場合、進行方向はまったく見えないため、患者に大変不安感を与えます。したがって、進行方向に視野が広がるように、足から先に進むようにします。また、看護者にとっても、頭部側を押しているために、患者の状態の観察が行ないやすいので、異常を早く発見できる利点があります。できたら、経験のある看護者が頭部側にいることが望ましいと思います。

移送時の注意点は

　また、移送される患者が臥位の状態の場合、揺れや振動に対して敏感になっているため、なるべく静かに移送することが大切です。担架で移送する場合には、前方と後方の看護者の呼吸を合わせるのは当然ですが、足並みをそろえると、左右の揺れが起こりやすいので、お互いに反対側の足から歩くようにします。

押さえておこう

　移乗の際は、点滴ルートやドレーン類、酸素ルートなどの事故抜去を予防するために、必ず長さと位置の確認が必要です。点滴スタンドなどを適切な位置に動かし、ルートやドレーンは患者が移動できる長さがあるか見極め、チューブ類をポーチなどに1つにまとめて患者の身につけ、事故抜去を防ぎましょう。

・患者は積極的に動いたほうがよい状態と、患者自身は動ける気がしても、動いてはいけない状態があります。患者の状態によって、出来ること出来ないことをしっかり見極め、患者が自分で出来ることを妨げないようにしましょう。

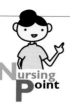

◆**筋力低下のある患者や麻痺のある患者の車いすへの移乗**

・転倒予防のために、端座位で動作を止め、起立性低血圧の有無を確認する。また、両足底がしっかりと床についているか確認する。
・立位では、膝や腰を曲げない姿勢を保てるか、どのくらいの時間立位がとれるかといった立位の保持状況を把握する。

・看護者は、車いすの正面への移動の際に、車いすに近い方を軸足にして、車いすに向き合うようにする。一瞬でも軸足を動かすと患者と看護者の全体重が片足にかかり不安定になって危険です。
・あらかじめ転倒予防のために離床の準備をギャッチアップから始めておく。日頃から、姿勢保持ができるようにバランス座位や等尺運動などの体幹や下肢の筋力保持のための訓練を続けておくと効果的です。

■一般的な車いすの配置

■片麻痺があるが自立している場合

片麻痺があるが自立している場合は、健側を上手く活用できるような位置に車いすを置く。右片麻痺であれば、ベッドとの角度 45°以内で、車いすのアームレストに手が届きベッド柵もつかめる健側の頭側に置くのが原則です。

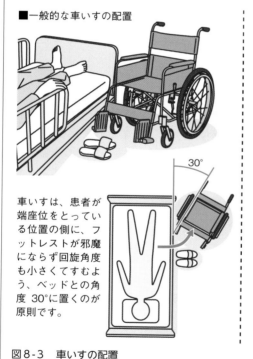

車いすは、患者が端座位をとっている位置の側に、フットレストが邪魔にならず回旋角度も小さくてすむよう、ベッドとの角度 30°に置くのが原則です。

30°

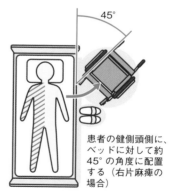

45°

患者の健側頭側に、ベッドに対して約45°の角度に配置する（右片麻痺の場合）

図8-3　車いすの配置

押さえておこう

・移動スペースがない、または患者の機能障害の状態により、麻痺側の足側に車いすを置く場合があります。どちらに置いたとしても移動時の反動や衝撃が加わらない、麻痺側の下肢を巻き込まない、表皮剥離や骨折をしないよう注意して移乗を行います。そのために患者がアームレストやベッド柵を把持して、身体を支えられ、移動距離が短くなるよう車いすの位置や方法を工夫するとともに、人員の確保や患者にあった車いすの選択をしていきましょう。

・夜間のトイレや朝の起床時は、身体機能が低下しているため日中の活動時よりバランスを崩しやすくなっています。患者の1日におけるADLの変化を観察し、転倒を予防していきましょう。

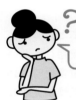

片麻痺患者は患側を下にした側臥位を避けたほうがよいのはなぜ？

A ▶▶▶ 麻痺側は、自動運動ができなかったり、循環障害があるために褥瘡ができやすいためです。

麻痺による障害は

　片麻痺があると、身体の動きが妨げられ、その結果圧迫に対する適切な対応ができなくなります。また、麻痺に伴って血液の循環障害も起こります。そのため、麻痺側を下にした側臥位をとれば、褥瘡の発生要因を増すことになります。

　さらに、神経麻痺などによる知覚障害がある場合には、生体の防御反応が遮断されることにより、痛みの自覚がないため、発見が遅れてしまいます。

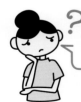

長い時間、同一体位をとっていると褥瘡ができやすいのはなぜ？

A ▶▶▶ 同一身体部分を圧迫し続けているために、その部分の皮膚に血行障害が起こるためです。

褥瘡とは

褥瘡とは、体外からの圧迫による皮下の血流障害により、阻血性壊死を起こした状態をいいます。

全身衰弱、意識障害、運動および知覚障害などのある患者は、体位変換が困難であることが多いため、身体の一部分が持続的な圧迫を受けることになり、褥瘡の誘因となってしまいます（図8-4）。

褥瘡の経過は

循環障害に陥った皮膚は、はじめ発赤し、次に水疱を形成し、表皮の剥奪（びらん）を起こします。さらに圧迫が続くと、酸素・栄養分の供給が妨げられて、皮膚全層、皮下組織、筋肉が壊死を起こし、潰瘍を形成します。

褥瘡の予防は

褥瘡の予防と悪化の防止には、原則として1時間半ないし2時間ごとに体位変換をすることが基本です。体位変換には局所的な同一部位への圧迫を避けるという効果だけでなく、体動による血行の促進なども期待できます。体位変換時の寝具の移動によって、寝床内の温度、湿度、気流が調整され、皮膚の乾燥が促されます。

全身的、局所的発生因子がそろえば、約2時間の局所圧迫で褥瘡は発生するといわれています。一方、一度発生した褥瘡は非常に治りにくいものです。要する

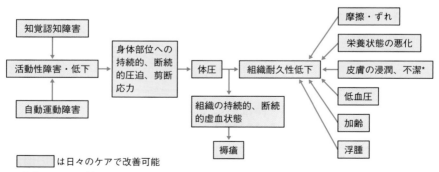

図8-4　褥瘡発生の要因

（村中陽子、玉木ミヨ子、川西千恵美編：学ぶ・試す・調べる看護ケアの根拠と技術、第2版、p.154、医歯薬出版、2013）

に、褥瘡は**易発生性**、**難治性**、**易再発性**であることを念頭において、予防することが大切です。

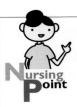

・褥瘡のケアは、悪化すると治りにくいので予防と早期発見が重要です。褥瘡発生のリスクアセスメントスケールとして、ブレーデンスケールや厚生労働省危険因子評価があります。発生の危険を予測するとともに、その要因をできるかぎり排除し、褥瘡発生を予防するケアを行っていきます。

・自力で身体を動かせないときの体位変換は褥瘡予防の除圧のためだけでなく、身体機能を維持し、組織耐久性を高めるためにも不可欠です。

・1日1回、全身の皮膚の状態を観察しながら、できるかぎり全身の清潔を保つようにしましょう。

・褥瘡の評価として、DESIGN-R、NPUAP分類があります（**表8-1**）。褥瘡は、創面の色、深さと大きさ、感染の徴候を客観的に評価し、その状態に応じたケア方法を選択していきます。

・肉芽組織に消毒液を使うのは、正常な治癒過程を阻害するので禁忌です。

・褥瘡があっても、シャワーや入浴など積極的に行い、異物や壊死組織を除去するため洗浄します。浴槽内は異物なども混在しているため、最後に創部をシャワーで洗い流します。

表8-1 DESIGN-R、NPUAP分類

DESIGN-R（2008）深さ		NPUAP分類（2007改訂版）	
d0	皮膚損傷・発赤なし		
		DTI疑い	圧力および／またはせん断力によって生じる皮下軟部組織の損傷に起因する、限局性の紫または栗色の皮膚変色、または血疱
d1	持続する発赤	ステージI	通常骨突出部位に限局する消退しない発赤を伴う、損傷のない皮膚。暗色部位の明白な消退は起こらず、その色は周囲の皮膚と異なることがある
d2	真皮までの損傷	ステージII	スラフを伴わない、赤色または薄赤色の創底をもつ、浅い開放潰瘍として現れる真皮の部分欠損。破れていないまたは開放した／破裂した血清で満たされた水疱として現れることがある
D3	皮下組織までの損傷	ステージIII	全層組織欠損。皮下脂肪は確認できるが、骨、腱、筋肉は露出していないことがある。スラフが存在することがあるが、組織欠損の深度が分からなくなるほどではない。ポケットや瘻孔が存在することがある
D4	皮下組織を越える損傷	ステージIV	骨、腱、筋肉の露出を伴う全層組織欠損。黄色または黒色壊死が創底に存在することがある。ポケットや瘻孔を伴うことが多い
D5	関節腔・体腔に至る損傷		
U	深さ判定が不能の場合	判定不能	創底で、潰瘍の底面がスラフ（黄色、黄褐色、灰色または茶色）および／またはエスカー（黄褐色、茶色、または黒色）でおおわれている全層組織欠損

（mindsガイドラインセンター　http://minds.jcqhc.or.jp/n/med/4/med0036/G0000181/0038より改変）

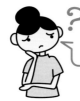

褥瘡が骨の出ている部位にできやすいのはなぜ？

A ▶▶▶ 骨突出部は筋肉、脂肪などの軟部組織が少なく、比較的血流に乏しいうえに、限局性の圧迫を受けやすいためです。

褥瘡の好発部位は

　限局性の圧迫が褥瘡の原因となりますが、身体のなかでも骨突出部などによく発生します。圧迫力がじかに組織へ影響しやすく、とくに皮下組織が少ないからです。図8-5に褥瘡の好発部位を示しました。仰臥位では仙骨部が最も多く、次いで踵骨部、肩甲骨部、後頭部などがあり、側臥位では大転子部と足の外踝部に多くみられます。

　そのほか、高齢者の背部（棘突起列部）、脊髄損傷患者の背部（後弯突出部）にも発生します。

　また、骨突出部で、しかも周囲に筋肉、脂肪などの軟部組織が比較的多くみられる部位（坐骨結節部など）には、嚢腫を形成してくる滑液包炎型褥瘡がみられま

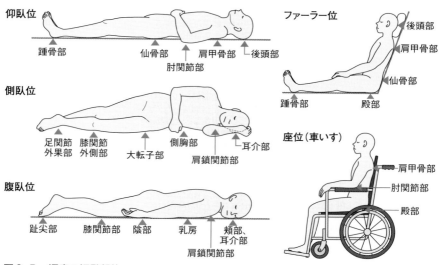

図8-5　褥瘡の好発部位

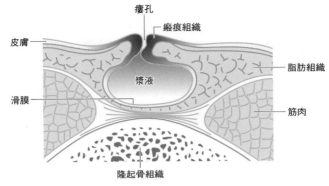

図8-6　滑液包炎型褥瘡の断面

す（図8-6）。これは、外からの圧迫・摩擦によって骨突出部周囲の軟部組織が壊死を起こしますが、周囲の軟部組織が豊富なために壊死組織が外界へ開放されないで嚢腫状になります。また、表面の皮膚は嚢腫により内部から圧迫され、循環障害を起こして変色してきます。やがて、腫大した嚢腫は表皮の皮膚が破れ瘻孔を形成し、瘻孔からは漿液性浸出液が流出してきます。

褥瘡の合併症は

　褥瘡には感染がつきものです。感染を合併すると浸出液は膿性となり、感染が骨組織に波及すると化膿性骨髄炎を起こし。さらに、細菌感染が進んで敗血症を起こすと全身状態も悪くなっているため、死に至ることもあります。

押さえておこう

　入院時に褥瘡リスクをアセスメントしますが、入院・治療により褥創リスクが高まることがあるので、日々評価していきましょう。
　医師、NST（栄養サポートチーム）、理学療法士、薬剤師とともに、それぞれの専門性を活かしたチームで、全身状態の改善と自立度を上げるためのチームアプローチをしていきましょう。

9 吸入

低酸素血症の改善や消炎、去痰など吸入療法の目的を理解して、その効果を高めましょう。

患者に必要量の酸素をカニューレやマスクによって供給するのが酸素療法です。

超音波ネブライザーや定量噴霧式吸入器 (MDI)、ドライパウダー式吸入器 (DPI) などを利用し、気道内を加湿したり、去痰薬や気管支拡張薬をエアゾル化して気道内与薬を行う治療法です。

各々の治療法の特徴を理解して、正確に器具を取り扱い、患者に十分なわかりやすい説明を行い、呼吸の苦しさからくる不安を軽減しましょう。

酸素吸入を開始する際、急に多量の酸素を流してはいけないのはなぜ?

A ▶▶▶ 酸素中毒により、自発呼吸が抑制されて呼吸停止を引き起こす可能性があるためです。

吸入とは

　吸入(inhalation)は、薬液やガスを霧状にして吸気中に混入させ、気道内に引き入れて、気道や肺胞あるいは全身に作用させることを目的とした治療法です。

　局所的な作用を期待して行なう吸入に薬液噴霧があり、全身的な作用を目的とした吸入には酸素吸入があります。

　気道内感染症や気管支喘息、慢性閉塞性肺疾患などの患者、術前・術後での呼吸管理(酸素吸入や麻酔ガスの吸入)が必要とされる患者、痰の多い患者などに対して行われます。

酸素療法とは

　酸素療法とは、低酸素状態となり呼吸困難にある患者に対して行なうものです。その適応は、一般に動脈血酸素分圧(PaO_2)が60%以下、あるいは経皮的動脈血酸素飽和度(SpO_2)が90%以下とされ、また頻呼吸や補助呼吸筋を使った呼吸など重度の呼吸困難を示す徴候がみられる場合に酸素投与すべきとされています。

酸素を急に多量に与えてはいけないのは

　急に多量の酸素を投与して問題となるのは、慢性閉塞性肺疾患(以下、COPD)の患者の場合です。チアノーゼは改善しても、まもなく呼吸抑制や無呼吸を起こすことがあるからです。COPDの患者は長期にわたる呼吸障害で二酸化炭素(CO_2)が常に蓄積しているため、呼吸中枢は正常人のように、動脈血中のCO_2に反応せず、呼吸は主として頸動脈小体からの低酸素刺激によってのみ働いています。そこへ急激に高濃度の酸素が投与されると、酸素分圧は一気に上がり、呼吸中枢は一時的に低酸素血症が取り除かれて、呼吸の刺激がなくなり呼吸停止を起こす可能性があります。したがって、COPDの患者への酸素投与は0.5～1L/分から開始し、慎重に投与しなければなりません。

どんなとき、SaO₂が下がっても酸素濃度をあげてはいけないの？

A ▶▶▶ Ⅱ型呼吸不全（換気不全型呼吸不全）では酸素濃度を上げることによって、二酸化炭素（CO₂）ナルコーシスを引き起こす可能性があります。

CO₂ナルコーシスとは

　進行した肺気腫や胸郭変形、肺結核後遺症、ある種の薬物などが原因となったⅡ型呼吸不全（換気不全型呼吸不全）では、肺胞低換気のために二酸化炭素（CO_2）の蓄積状態に陥ります。

　通常、呼吸中枢は動脈血中のCO_2分圧の上昇によって刺激されますが、Ⅱ型呼吸不全では慢性的にCO_2上昇の刺激を受けているために、CO_2による刺激が鈍い状態となり、酸素分圧（O_2分圧）による影響（O_2低下で呼吸が刺激される状態）を受けています（表9-1）。この状態のときにSaO₂（動脈血酸素飽和度）の低下に対して高濃度の酸素を投与すると、O_2が上昇することによって呼吸は反対に抑制され、慢性的にあったCO_2の蓄積がさらに悪化して、高CO_2血症による意識障害などの中枢神経障害が起こります。これをCO_2ナルコーシスとよんでいますが、この中枢神経障害によってさらに呼吸中枢が抑制されるという悪循環状態も起こります。中枢神経障害としては振戦、痙攣、頭痛、傾眠傾向などがみられ、検査所見では呼吸性アシドーシスや高カリウム血症（高K血症）などがみられます。

表9-1　二酸化炭素（CO_2）貯留の原因

	動脈血炭酸ガス分圧（$PaCO_2$）の上昇	主な原因
Ⅰ型呼吸不全	なし	喘息、肺線維症、肺塞栓症
Ⅱ型呼吸不全	あり	進行した肺気腫、結核後遺症、薬物、胸郭変形

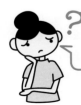

リザーバーマスクを選択するときはどんなときですか？

A ▶▶▶ リザーバーマスクの適応は高濃度酸素療法を必要とする場合に適応になります。

酸素吸入装置の種類

　大気中よりも高濃度の酸素を供給する酸素療法には、①鼻カニューレによる供給法、②酸素マスクによる供給法、③ベンチュリーマスクによる供給法、④リザーバ・バッグ付きマスク（リザーバーマスク）による供給法などがあります。

リザーバーマスクの適応

　リザーバーマスクの適応は高濃度の酸素療法を必要とする場合に適応になります。高い吸気酸素分圧を得るためにリザーバーとよばれる酸素貯留のためのバッグを付けたものをリザーバー付きマスク（リザーバーマスク）とよんでおり、さらに二酸化炭素の再吸入を防ぐために一方弁を付けたものがあります。

　リザーバー付きマスク使用時の注意としては、リザーバーが膨らんでいる状態を確認する必要があり、その他にCO_2ナルコーシスのチェックが必要となります。

　①の鼻カニューレを使用する場合は、5L/分以下までの低流量の酸素を投与する場合にかぎられ、これ以上の流量では酸素ガスによる鼻粘膜の乾燥が起こってしまいます。③のベンチュリーマスクではベンチュリー管を酸素が流れるときに生じるジェット流周囲の陰圧状態を利用して、周囲の大気を取り込み、その量によって任意の酸素濃度を吸入することが可能となります。またネブライザー付きベンチュリーマスクでは加湿効果も期待することができます。

酸素吸入を行なうとき、加湿器（コルベン）に水を入れるのはなぜ？

A ▶▶▶ 　酸素に十分な湿気をもたせるためです。

加湿器に水を入れるのは

　通常、鼻咽頭部を通っている間に空気は十分に加温・加湿され、気管内では37℃、100％となります。

　しかし、酸素ボンベあるいは中央配管から供給される酸素には、まったく湿度はありません。そのために、なんらかの形で湿度を与えないと、気道粘膜が乾燥してしまいます。乾燥することで、粘膜を刺激して充血したり、繊毛運動の低下が起きたり、分泌物が粘稠性となり気道内に停滞しやすくなります。その結果として、無気肺、気管支炎、肺炎などを併発することになります。

押さえておこう

　酸素が必要な患者は、酸素吸入によって、空気中の酸素濃度21％より高い濃度の供給が求められる状態にあります。酸素濃度が医師の指示どおりに流されていることだけではなく、患者に必要量の酸素吸入がされているかをみていくことが大切です。

　たとえば鼻閉により口で呼吸をしているのに、鼻カニューレで酸素供給をしていては、必要量の酸素が供給されていることにはなりません。

　また吸入酸素濃度（FiO_2）は、呼吸が浅くないか、鼻呼吸できているか、意識レベルの低下はないかといった自発呼吸の吸気に影響されています。患者の状態によって、酸素吸入の器具は使い分けられます（表9-2）。

　酸素吸入をしていても患者の日常生活ができるだけ過ごしやすいようADLやQOLを高める援助をしていきましょう。

表9-2　酸素吸入装置の種類とその特徴

酸素吸入装置			酸素流量(L/分)	酸素濃度(%)
低流用	■鼻カニューレ	鼻腔にカニューレを挿入し、酸素を投与。カニューレを鼻の両サイドで固定し、耳にかける。会話や食事ができ、不快感が少ない。口呼吸になると吸入酸素濃度が変化。鼻閉があると効果がない。カニューレにより鼻腔粘膜にびらんを形成しやすい	1 2 3 4 5	24 28 32 36 40
	■酸素マスク	マスクで鼻と口をおおい、酸素を投与。マスクの両側に呼気を排出する穴があいている。鼻カニューレより濃度の高い酸素を投与できる。圧迫感がある。声がこもって会話がしにくい。酸素流量が少ないと、マスク内に呼気が滞留	5〜6 6〜7 7〜8	40 50 60
	■リザーバ・バッグ付きマスク	酸素マスクに貯留バッグ（リザーバー）が付いており、呼気の一部が貯留バッグに流入。流入した呼気を再吸入するので、酸素を節約できる。圧迫感がある。声がこもって会話がしにくい。酸素流量が少ないと、マスク内に呼気が滞留	6 7 8 9 10	60 70 80 90 90〜
高流用	■ベンチュリーマスク	マスクで鼻と口をおおう。酸素と空気を混合して投与する仕組み。酸素と空気の混合比率（酸素濃度）は、マスクの流入口についているダイリューター（アダプター）によって調節する。高流量の酸素投与によって、吸入酸素濃度が換気パターンに左右されにくく、一定に保つことができる	4（青） 4（黄） 6（白） 8（緑） 8（ピンク） 12（オレンジ）	24 28 31 35 40 50
			（　）内はアダプタの色	

加湿器使用上の注意点は

　日常よく使われている加湿器に酸素ボンベあるいは中央配管から供給される酸素を通すと、湿度は30〜50％にまで加湿するといわれています。逆に、加湿が過剰になると、肺に水が貯留し、肺水腫を起こすことがありますので、注意が必要です。

　また、種々の加温・加湿器がありますが、最近はインスピロン酸素吸入用ヒー

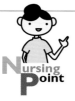

・酸素流量3L/分以下では、加湿は必要ないといわれています。
・酸素ボンベを使用する場合は、残量から使用可能時間を算出し、活動時間と照らし合わせます。
・加湿器（コルベン）に滅菌水を水位ラインまで入れて加湿します。感染予防の目的で閉鎖式滅菌水入りの専用ボトル（ディスポーザブル加湿器）も使用されてきています（図9-1）。
・フロートの合わせ方は酸素流量計の種類によって異なります。どの種類でもフロートは目の高さに合わせて読みます。

■酸素流量計

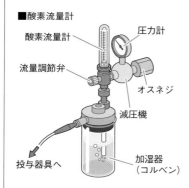

酸素流量計
圧力計
流量調節弁
オスネジ
減圧機
投与器具へ
加湿器
（コルベン）

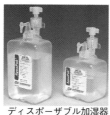

ディスポーザブル加湿器

■フロート（浮子）の合わせ方

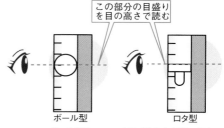

この部分の目盛りを目の高さで読む

ボール型　　　　ロタ型

・ボール型のフロートは、球の直径部で読む
・ロタ型の浮子は、上端部で読む

■酸素流出の確認方法

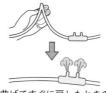

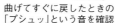

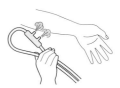

曲げてすぐに戻したときの「プシュッ」という音を確認

皮膚の敏感な部分に当てる

図9-1　酸素流量計とその取り扱い

ターネブライザーがよく用いられます。これはヒーターで水を温め、発生する水蒸気を空気または酸素に送り込み、吸入させるものです。

　ここで注意しなければならないことは、加温・加湿器は細菌の繁殖に適温・適湿であるため、呼吸器系感染の原因となることです。したがって、消毒には十分気をつけ、水は少なくとも8時間ごとに交換し、また、チューブ内に水が貯留しやすいため、ときどきチューブをはずして水を切る必要があります。

・セッティング後は、管を折り曲げて手を離したときのプシュッという音や酸素チューブの先端に手にかざして酸素の流出を確認します。
・酸素ボンベから酸素を供給する際は、残量から使用可能時間を把握しておきましょう（表9-3）。

表9-3　酸素ボンベの酸素残量早見表　内容積3.4L（ガス容量500L）の場合（分）

ボンベの圧力	kgf/cm²	140	130	120	110	100	190	80	70	60	50
	Mpa	14	13	12	11	10	9	8	7	6	5
酸素流量（L/分）	0.5	760	700	650	590	540	480	430	380	320	270
	1	380	350	320	290	270	240	210	190	160	130
	2	190	170	160	140	130	120	100	95	81	68
	3	120	110	100	199	190	81	72	63	54	45
	4	95	88	81	74	68	61	54	47	40	34
	5	76	70	65	59	54	48	43	38	32	27
	6	63	58	54	49	45	40	36	31	27	22
	7	54	50	46	42	38	34	31	27	23	19
	8	47	44	40	37	34	30	27	23	20	17
	9	42	39	36	33	30	27	24	21	18	15
	10	38	35	32	29	27	24	21	19	16	13

1MPa＝10kg・cm²として、安全係数0.8をかけた数値で表示
■使用可能時間 60分以上　　■使用可能時間 46～59分以下
■使用可能時間 30～45分以下　　■使用不可：交換 30分未満

■酸素ボンベの使用可能時間の計算方法

【圧力表示が MPa の場合】

・ボンベ内容積：3.4L、圧力表示：10MPa、指示流量：3L/分の場合
　使用可能量(L)＝現在の圧力計の値（MPa）×10×0.8（安全係数）
　使用可能量：3.4(L)×10×10×0.8（安全係数）＝272(L)
　使用可能時間：272÷3（L/分）≒90分

【圧力表示が kgf/cm² の場合】

・ボンベ内容積：3.4L、圧力表示：100kgf/cm²、指示流量：3L/分の場合
　使用可能量(L)＝現在の圧力計の値（MPa）×10×0.8（安全係数）
　使用可能量：3.4(L)×100×0.8（安全係数）＝272(L)
　使用可能時間：272÷3（L/分）≒90分

酸素マスクや鼻カニューレでは、長期の装着により皮膚障害が起こることがあります。これを予防するために、①マスクやカニューレの位置をずらす、②ハイドロコロイドなどのドレッシング材を貼る（図9-2）、③ガーゼなどを挟み、皮膚との直接の接触を防ぐ、④ゴムひもを他の材質に変える、などを行い、皮膚障害を予防しましょう。

また、常に皮膚の状態を観察するようにしましょう。

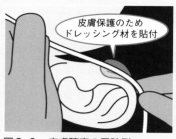

皮膚保護のため
ドレッシング材を貼付

図9-2　皮膚障害の予防例

酸素吸入を行なっているときは、火気厳禁とするのはなぜ？

A▶▶▶ 酸素は熱によって膨張し、わずかな火気でも燃焼しやすく、可燃性ガスと混合すると燃焼・爆発を起こしやすいからです。

酸素の性質は

酸素は無色・無味・無臭の気体で、酸素自体は燃えませんが、熱によって膨張し、他のものを燃えさせる助燃性ガス（支燃性ガス）であり、わずかな火気でも燃焼します。また、可燃性ガスと混合すると燃焼・爆発を起こしやすい性質をもっています。

カイロや電気毛布、ヘアドライヤーなどの発熱する物品を近づけたり、静電気を生じやすいものの使用を避けるようにしましょう。

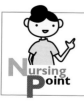

Nursing Point

酸素吸入をしている患者や家族に、火気の使用は熱傷や火災の原因になる恐れがあることを伝え、火気厳禁を十分に説明しておきましょう。濃縮酸素装置などの使用中は、装置の周囲2m以内では、喫煙や火気の取り扱いをしないように、周囲の協力を得ましょう。

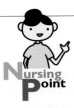

◆非侵襲的陽圧換気とは

非侵襲的陽圧換気(NPPV：noninvasive positive pressure ventilation)とは、気管内挿管や気管切開よりも身体に負担をかけることなく、マスクを用いて鼻や口をおおい、そこから気道に陽圧をかけることによって換気を行う方法です（図9-3）。

【適応と禁忌】

原則として人工呼吸が必要な状態や疾患があり、禁忌事項が当てはまらなければ適応となります。主な疾患としては、慢性閉塞性肺疾患(COPD)の急性憎悪、Ⅱ型呼吸不全、心原性肺水腫などです。

また、気道確保できない場合や心停止など自発呼吸がない状態、大量の気道分泌物があったり、昏睡や意識状態が悪い場合などでは、使用は禁忌となります。

【使い方のポイント】

・患者の協力が不可欠であるため、ときに、導入直後は機器と呼吸が合わず息苦しさを感じることや、フルフェイスマスクでは圧迫感があることなど、事前に患者と家族に十分な説明を行い、不安を取り除きましょう。

・患者ごとに鼻の高さや顔の大きさに合わせて適切なマスクを選択します。

・装着の際、ストラップをきつく閉め過ぎないように気をつけます。

・マスクによって締める手順や締め方が異なるため、マスクの特徴により使い分けます。

・マスクとの接触部分やその周辺に皮膚トラブルが起こりやすいので、正しいフィッティング、全身・皮膚状態の管理を行います。

ネーザルマスク　　　　　フルフェイスマスク　　　　トータルフェイスマスク

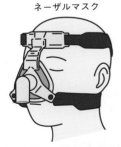 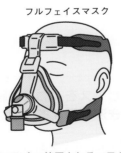 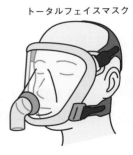

図9-3　非侵襲的陽圧換気(NPPV)で使用されるマスク

薬液を肺胞に作用させたいときは、超音波ネブライザーを使用するのはなぜ？

A ▶▶▶ 薬液を肺胞まで到達させるには1〜5μmのより微細な粒子が必要だからです。超音波ネブライザーでは、1〜5μmの微細な粒子にして吸入されるので、肺胞まで到達させることができます。

吸入した粒子はどこに到達するのか

　噴霧する粒子の大きさによって気管・気管支・肺胞というように気道内に到達する部位が異なってきます。30〜70μmといった大きな粒子では咽頭や喉頭などの上気道に到達し、3〜10μmの前後の粒子では末梢気管支に到達します。超音波ネブライザーは0.5〜3μmのより微細な粒子にして吸入させるので、肺胞まで到達させることができます（図9-4）。

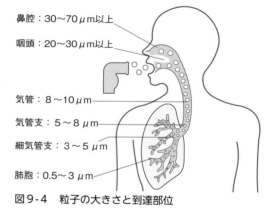

鼻腔：30〜70μm以上
咽頭：20〜30μm以上
気管：8〜10μm
気管支：5〜8μm
細気管支：3〜5μm
肺胞：0.5〜3μm

図9-4　粒子の大きさと到達部位

吸入時にマウスピースをくわえて軽く口を閉じ、ときどき深呼吸するのはなぜ？

A ▶▶▶ より効果的な吸入を期待したいからです。

マウスピースをくわえて軽く口を閉じるのは

　吸入薬液を効果的に気道に誘導するために、吸入時にはマウスピースをくわえて軽く口を閉じさせます。口を大きく開けると、室内の空気もあわせて吸気することになり、薬液の効果が低下しますし、舌根も盛り上がり粒子の通りも悪くなります。反対に硬く口を閉じると、マウスピースを把持するだけで疲れてしまい、

息を詰めた状態になるのでゆっくりした深呼吸をすることはできません。口を軽く閉じることによってマウスピースと口唇の間にわずかな隙間ができて、流入速度を維持することができ、粒子を気道の目的とした部位へ深く吸入することができるのです。

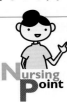

◆患者へのケア

　ネブライザーは、呼吸器に障害のある患者に対して、鎮咳、去痰、消炎を目的に行われます。患者さんに対してどの目的で使用されるのかを理解したうえで、患者の全身状態や呼吸状態を観察し、薬効と副作用を確認しましょう。

①ネブライザーの実施前後に胸部を聴診して、痰の貯留がある部位や呼吸音の異常の有無を確認するとともに、実施中も呼吸状態や痰の状態を観察します。

②座位またはファーラー位とし、胸郭を十分に開き、肺を拡張しやすくします。

③ネブライザーの微粒子とともに空気が取り入れられるように、軽くマウスピースを加えます。

④肺の深部まで到達させたい場合は深呼吸を、上気道疾患の咽頭・喉頭への作用を目的とする場合はリラックスした自然な腹式呼吸を促します。

⑤吸気後すぐに呼気すると気流が生じて、浮遊している粒子は気道内に付着しにくいため、吸気後は2～3秒間息を止めます。

⑥吸入後、薬液が口腔内に残らないように含嗽を行います。

◆機器の取り扱いの注意点

　超音波ネブライザーの場合、超音波は作用水槽を通り噴霧槽に伝わるので、水位が低いと噴霧されません（図9-5）。

　ネブライザーの長期間の使用は、細菌の繁殖を助長するため感染の原因となりやすくなっています。患者間で使い回さない、洗浄・消毒するなど、薬剤の取り扱いや、機器本体の清潔保持といった安全に十分配慮した適切な管理が必要です。

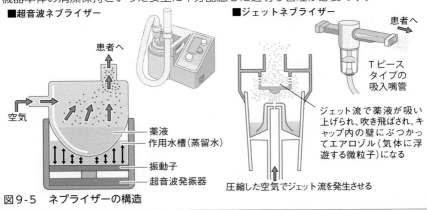

■超音波ネブライザー

患者へ

空気

薬液
作用水槽（蒸留水）
振動子
超音波発振器

■ジェットネブライザー

患者へ

Tピースタイプの吸入嘴管

ジェット流で薬液が吸い上げられ、吹き飛ばされ、キャップ内の壁にぶつかってエアロゾル（気体に浮遊する微粒子）になる

圧縮した空気でジェット流を発生させる

図9-5　ネブライザーの構造

押さえておこう

吸入と吸引は気道に行われる診療の補助技術です。しかし、吸入は大気圧よりも高い力である陽圧という押す力を働かせ、一方、吸引は反対に大気圧よりも低い力である陰圧という引く力を働かせています。吸入と吸引では加圧の方向が逆ですし、目的は全く異なるので混同しないように注意します。

吸入の効果があったかどうか、ネブライザーを実施後、胸部の聴診をして呼吸音の変化とともに患者の自覚症状を確認しましょう。また、痰を出すために吸入を行った場合は、痰が喉に近づいたら咳によって痰の喀出を促しましょう。

Nursing Point

薬剤を気道に直接吸入するための携帯できる吸入器には、定量噴霧式吸引器（MDI）とドライパウダー式吸入器（DPI）があります（図9-6）。

①吸入前は姿勢を正し、顔をまっすぐ前に向けます。

②MDIは、加圧ガスが入った携帯式カートリッジを装着し、この圧力によって、一定量の薬を含んだ細かい霧が出る仕組みになっています。カートリッジ内の薬物を均一に混ぜるために上下に振ります。患者は軽く息を吐き出し、舌を下げて咽頭を広げた状態にします。そして、息をゆっくり吸い込みながら噴霧のボタンを押します。

DPIは、吸入器を水平に持ち、吸入口を軽くくわえます。粉末の薬物を自分の吸気によって吸入する仕組みであるため、口から速く深く息を吸い込みます。2～3秒ほど息を止め、ゆっくり吐き出します。

③吸入後は、含嗽を行います。

使用の際、MDIは吸入のタイミングが合わなかったり、DPIは吸入器によって操作が異なったりするため、適切に自己管理ができるように指導しましょう。

■定量噴霧式吸入器（MDI）

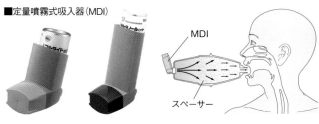

MDI
スペーサー

吸入補助器具（スペーサー）を装着して吸入すると、薬剤の噴霧と吸気のタイミングを合わせる必要がないため、吸入効率を上げることができる

■ドライパウダー式吸入器（DPI）

マウスピース
ボタン

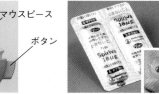

マウスピースを開け、充填部（穴）にカプセルを入れる

図9-6　MDIとDPI

与薬

与薬の目的をきちんと理解したうえで、間違いなく投与することが重要です。

与薬とは薬物を身体に投与することを意味しますが、薬物は身体へ作用するとともに、副作用を生じることがあります。したがって、与薬の目的を理解し、基本的な薬物動態と吸収経路による薬理作用の違いについての知識は必須となります。そのうえで、この患者に対して何のためにこの薬の指示が医師から出されているのかをアセスメントし、場合によっては本当に投与してもよい状態にあるのかの判断を必要とされます。

いかなるときでも、与薬原則6つのRを確認しましょう。また、ミスを防ぐためにも指差し呼称をしましょう（**図10-1**）。

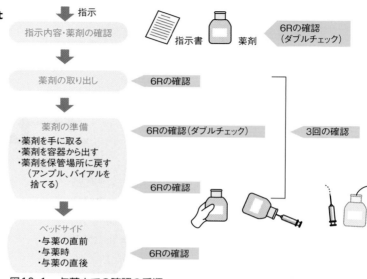

図10-1　与薬までの確認の手順

◆与薬原則6つのR

正しい患者	Right patient	同姓同名、似たような名前の患者と間違えないように確認します。
正しい薬物	Right drug	似たような名称、似たような剤形に注意します。同じ名称でも濃度の違う薬物があります。
正しい目的	Right purpose	何を目的にして、薬の指示が出されているかを理解しましょう。
正しい容量	Right dose	指示された薬物の単位を確認しましょう（g、mg、μg、mL、mEq、U、IUなど）。同じ薬剤でも1錠、1アンプル、1バイアル当たりの薬物量が違うものもあります。
正しい方法	Right route	与薬方法により薬効が異なります。
正しい時間	Right time	指示どおりの日時・曜日かどうかを確認します。

薬物の服用時間は食前、食間、食後、時間ごとなどいろいろあるのはなぜ？

A ▶▶▶ （口から飲んだ）薬物の胃、腸での吸収の善し悪しを考え、有効な血中薬物濃度を保ち、薬の効き過ぎや、逆に効かなかったりするのを防ぐためです。

服用時間による薬の効果の違いは

口から飲んだ薬物は、胃や腸で吸収されますが、胃の中に食物がたまっている

押さえておこう

医師より病気に対する説明を受け、患者自身が自分の病気を受け入れ、薬のことも理解してきちんと飲んでいると病気の経過もよくなります。そのことをアドヒアランスが良好であるといいます。医療者との関係性が悪かったり、薬も自分で飲んだり止めたりしていると、病気の経過も悪くなります。

薬剤師からもどのような処方をされているか、どんな作用や副作用に注意するのかなどの説明がなされます。薬の剤形が飲みにくさと関係している場合なども、主治医と連携をとり、剤形の変更をすることでアドヒアランスを高める介入をしています。また、他の医療機関との処方の重複を防ぐためにも、「お薬手帳」が活用されています。

入院中で自己管理が難しい患者の場合は、看護師が管理します。しかし、退院が近づいてくるにつれ、自己管理が必要になってきます。その際には、服用時間がわかるような「配薬（内服）ボックス」などを利用して自己管理ができるように支援します（図10-2）。

また、痛み止めに関しては、個人の生活スタイルに合わせた使用方法が必要となります。いつの時間帯の使用が効果的なのかについても患者と話し合うようにしましょう。

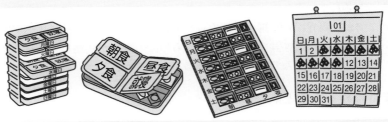

図10-2　さまざまな配薬（内服）ボックス

状態と逆に空腹状態とでは、同じ薬でも吸収のされ方が異なります。血中薬物濃度が一定でないと、結果として、薬の効果も異なってきます。つまり薬の効き過ぎによる副作用の発生や、逆に有効な結果を得ることができなくなります。

1日3回服用の薬とは

一般に1日3回服用とある薬は、食後30分以内に飲むようになっています。これは胃に内容物がない状態で薬を飲むと、薬の刺激によって胃粘膜が障害を受け、胃炎あるいはびらん、潰瘍といった病変を生ずる可能性が高くなるからです。

時間服用の薬とは

逆に、時間ごとに服用（たとえば6時間おきに服用）と指定された薬でも、自宅で療養しているような特別重症でない患者では、真夜中に無理して薬を飲む必要はなく、数時間のずれであれば、あまり問題にはなりません。要は有効な血中薬物濃度の範囲を越えたり、逆にそれ以下になったりしないように、薬の飲み方を自分の生活リズムのなかに取り入れられればよいわけです。毎食後服用というのは、飲み忘れを防ぐ意味でも合理的な薬の飲み方といえるようです。

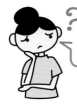

鉄剤服用前後1時間は、お茶を飲んではいけないのですか？

A ▶▶▶ 鉄剤をお茶で服用しても大丈夫です。

お茶を飲んでよい時間は

以前は、お茶に含まれるタンニン酸が鉄と結合して沈殿してしまい、鉄吸収が障害され、造血作用が減じてしまうため、鉄剤服用前後1時間はお茶を飲んではいけないとされていました。お茶に含まれるタンニン酸による鉄吸収の障害作用はありますが、現在では鉄剤内の鉄の量が通常吸収される鉄の量に比べてはるかに多いことと、鉄欠乏性貧血では、腸管からの鉄の吸収が亢進していることなどから、鉄剤をお茶で飲んでもあまり影響はありません。

水またはぬるま湯と飲むのは

薬を服用するときは、水またはぬるま湯と一緒に飲むのがよいとされ、とくに水の量もできるだけ多いほうがよいといわれています。これは、食後30分以内

に服用する薬が多いのと同じ原理で、薬の刺激による胃粘膜の障害を防止する役目があるということです。また、食道を通過するときに、違和感を感じるといった多分に精神的な意味での防止と、現実に食道の通過をよくして、食道粘膜障害を防ぐ意味もあるからです。

薬物服用時は

　薬物服用時には、水またはぬるま湯と一緒に飲むのがよいわけですが、実際には、苦い薬を飲むときや、小児で薬の服用を嫌がるときは薄めのジュースなどと飲んでも、大きな問題はないようです。ただし、水以外の成分が薬の変質を起こしたり、相互作用を起こす可能性があることも、一応頭に入れておく必要があります。とくにアルコールは薬の効果を極度に強めたり、減じたりすることがありますので、服薬後のアルコール摂取はやめるべきです。

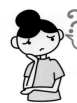

鉄剤を飲むと便が黒くなるのはなぜ？

A ▶▶▶ 吸収されなかった鉄が消化管で酸化され、黒色となって便中に排泄されるためです。

便が黒くなる原因

　服用した鉄剤のすべては消化管で吸収されません。吸収されなかった鉄は酸化され、黒色調となりこれが便に混ざって便の色が黒くなります。また食物との反応によっても黒色〜緑黒色に変化する場合もあります。

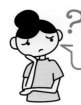

テトラサイクリン系の薬は、牛乳と一緒に服用してはいけないのはなぜ？

A ▶▶▶ 牛乳のなかのカルシウムとテトラサイクリン中の成分が結合し、腸管での吸収が悪くなるためです。

牛乳とテトラサイクリン系薬剤の関係は

　牛乳のなかには多数の栄養成分が含まれています。抗生物質のうち、とくにテトラサイクリン系の薬剤（アクロマイシン、テラマイシン、レダマイシン、ミノ

マイシンなど）は、牛乳中のカルシウムと結合すると、キレート化や不活性化を生じます。その結果、胃や腸管での吸収が悪くなったりして、血中の薬物濃度の低下をきたします。

牛乳と服用してはいけない薬は

とくに抗生物質は一定の血中薬物濃度を保っていないと、必要な抗菌作用を得ることはできません。したがってテトラサイクリン系の薬は牛乳と服用してはいけないといわれているのです。牛乳以外でも、テトラサイクリン系の抗生物質は、鉄・アルミニウムなどの塩類、ヘパリン、ヒドロコルチゾンと混同すると、同様にキレート化、不活性化を生じ、吸収障害や血中薬物濃度の低下をきたします。

牛乳と服用してよい薬は

また逆に、消炎鎮痛剤などは、胃腸障害といった副作用を生ずる頻度がほかの薬物と比較して高く、この発生機序としては、薬物の胃壁に対する直接作用と考えられています。ですから、胃粘膜を保護するという意味で、消炎鎮痛剤などはむしろ牛乳と一緒に服用するのもよい方法といえます。

そのほか、脂溶性の高い薬も牛乳と服用すると、胃・腸管での吸収が高まり、薬の効果が上がるといわれています。

グレープフルーツと降圧剤の組み合わせが禁忌なのはなぜ？

A ▶▶▶ カルシウム拮抗剤はグレープフルーツジュースで服用すると、血中薬物濃度が上昇し副作用を生じることがあるためです。

カルシウム拮抗剤を阻害する因子とは

降圧剤のなかでもカルシウム拮抗剤では、グレープフルーツジュースで服用すると、カルシウム拮抗剤に対する分解酵素が、グレープフルーツジュース中のフラノクマリンという物質によって阻害されます。そして、血中の薬物濃度が上昇し、薬物による血管拡張作用が増強され、頭痛、顔面紅潮や動悸などの副作用が出現しやすくなります。カルシウム拮抗剤のなかでも副作用が出やすいものと、影響の少ないものがあり、またグレープフルーツジュース以外の柑橘類のいくつ

かには類似した作用を生じるものがあり、服薬に際しては注意が必要です。

カプセル剤は、カプセルから出して中身
だけ服用してはいけないのはなぜ？

A ▶▶▶ 薬効時間を保つため、あるいは胃腸障害などの副作
用の発生や薬の効き過ぎによる副作用をふせぐため
です。

カプセル剤とは

　薬の形（剤型）は、錠剤、カプセル剤あるいは散剤などに分けられます（図10-3）。このうちカプセル剤は、顆粒状の成分を被膜（カプセル）で包んであり、服用後、胃腸管内でカプセルが徐々に溶け出すようになっています。したがって、カプセル内の成分が長時間かけて吸収され、薬の作用時間が延長されるように工夫されています。もしもカプセル内容だけを取り出して服用した場合には、胃腸管内で薬の成分がすぐに吸収され、作用時間が短時間のみで終わってしまいます。

　剤型は、副作用を防ぐ意味と、より有効な作用を得るために、腸容薬と徐放薬、最近ではプロドラッグ（体内で代謝されることによって薬効が出現する医薬品）と

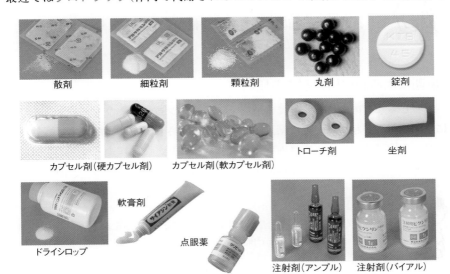

散剤　　　細粒剤　　　顆粒剤　　　丸剤　　　錠剤

カプセル剤（硬カプセル剤）　カプセル剤（軟カプセル剤）　トローチ剤　坐剤

ドライシロップ　軟膏剤　点眼薬　注射剤（アンプル）　注射剤（バイアル）

図10-3　主な医薬品の形状

いった工夫がなされています。

　腸溶薬とは文字どおり、服用された薬が胃で作用せず、腸で溶けだして吸収され、作用します。これも胃への障害を防ぐ意味で開発された薬です。

　徐放薬は先に述べたカプセル剤が代表するように服用後ゆっくり溶け、長時間作用するように工夫された薬ですが、同時にカプセル内容がゆっくり溶けることによって、胃腸管への障害が防止されます。

カプセル剤が適しているのは

　カプセル剤の内容のみを取り出して服用すると、胃腸障害が生ずる可能性が高くなります。長時間作用するように工夫された内容量が、一時期に吸収されることで、血中の薬物濃度が有効量を一気に越えてしまい、これによる副作用が生ずる可能性も高くなってしまいます。

　しかし、徐放性のカプセル剤は、副作用の防止や作用時間の延長などの都合のよい面がある反面、短時間で速効性を得ようとするときには不適当であり、頓服用（１回で服用）というよりは常用薬として用いられることが多いようです。

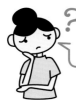

麻薬を使用すると、吐き気や便秘が起こるのはなぜ？

　A▶▶▶　麻薬によって嘔吐中枢が刺激されたり、消化管蠕動運動が抑制されるからです。

麻薬による副作用が起こる原因

　モルヒネなどの麻薬の投与によって、ドーパミン遊離およびドーパミン受容体に対する刺激が起こり、その結果嘔吐中枢が刺激されます。また消化管蠕動運動に対する抑制作用によって胃内容物の貯留が起こり、これによっても二次的に嘔吐中枢が刺激されます。さらに消化管蠕動運動の抑制や消化酵素の分泌の低下な

押さえておこう

　「麻薬及び向精神薬取締法」で管理が規定されているため、麻薬および向精神薬は、鍵のかかる金庫で保管しなければなりません。また、使用数、在庫数の管理を随時行うことが必要です。なぜならば、麻薬の乱用による身体への悪影響の懸念、悪質な使用などの問題を防ぐためです。

どで、慢性的な便秘を生じます。

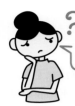

舌下錠は飲み込んだり、かみ砕いてはいけないのはなぜ？

A ▶▶▶ 舌下錠は薬の急速な効果を期待して、舌下の血管に吸収されやすいように工夫されており、消化管で吸収される錠剤とは異なるためです。

舌下錠とは

　舌下錠は主にニトログリセリン製剤など、狭心症の発作時に急速な効果発現を期待して服用されるものです（図10-4）。作用時間はほかの経口薬剤と比較して短時間ですが、緊急時の服用としては都合のよいようにつくられています。これは口腔粘膜が薄い上皮に被われており、粘膜下の血管も豊富で、腸管に比べ吸収性はやや劣りますが、薬の吸収が比較的速く、肝臓を経由していないため速やかな血中薬物濃度の上昇を期待できることによります。

経口薬剤は

　一般の経口薬剤は、胃や腸での破壊や別の物質への転換が起こる可能性もあります。また、吸収は主に腸管でなされますから、服薬後血中薬物濃度の上昇に時間がかかり、緊急を要する狭心症などの発作時には不適当であるといえます。しかし、狭心症発作の予防薬としては、経口的に服用する薬剤が使用されています。

舌下錠	バッカル錠	トローチ錠

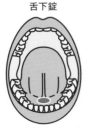

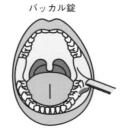

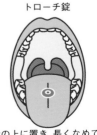

舌の下に置き、そのまま溶解させる

臼歯と頬の間に挟み、唾液でゆっくりと溶解させる

舌の上に置き、長くなめて、徐々に溶解させる

図10-4　口腔内与薬の方法

舌下錠与薬時の注意事項は

　また舌下錠与薬時の一般的な注意事項は次のとおりです。

①舌の下に確実に錠剤を置く。

②完全に溶解するまで、薬をそのまま保持する。

③錠剤を噛んだり、舌で触れたりして、偶然飲み込むことがないよう注意する。

④喫煙は、タバコに含まれるのニコチンによる血管収縮が起こり、舌下粘膜の血流が悪くし、薬の吸収を遅延させるので薬が溶けるまでは喫煙を禁止します。

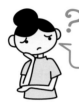

転倒のリスクマネジメントが必要な薬はなんですか？

A ▶▶▶ 抗不安薬、睡眠導入剤、抗精神薬、降圧剤、血糖降下薬などがあります。

転倒の原因とは

　転倒に対する注意がとくに必要とされる薬には、抗不安薬、睡眠導入剤、抗精神薬、降圧剤、血糖降下薬などがあります。これらの薬剤の副作用としては、眠気、ふらつき、めまい、せん妄、注意力低下などの精神機能の低下や、筋緊張低下、脱力、血圧低下、視力低下などによる運動機能低下などがあり、とくに多剤の服用によってこれらのリスクは増強される傾向があります。

　また高齢者や女性に多くみられる傾向もあり、これらに該当する患者に対しては、薬の副作用をよく理解し、注意深い観察が必要です。さらに副作用は急性発症あるいはやや遅れてみられることもあり、薬剤投与後は一定期間の観察が必要となります。

注射法にはいろいろな方法があるけれど、その薬効はどう違うの？

A ▶▶▶ 注射法による薬効として、吸収速度は、①静脈内注射＞②筋肉内注射＞③皮下注射＞④皮内注射の順となり、薬物の持続性の長さは、①皮内注射＞②皮下注射＞③筋肉内注射＞④静脈内注射の順です。

注射法による薬効の違いは

注射法による薬効の差は、それぞれの注射法による薬物の吸収速度や持続性の違いによります。これは注射部位が異なることによって血管内への吸収の違いがあるからです。

静脈内注射は

血管内に直接注射する静脈内注射が最も速効性であるのは当然ですが、逆に薬物の代謝も最も速く行なわれます。したがって、持続性という点では最も短くなります。また血中薬物濃度が急激に上がりますから、副作用の発現する可能性も高く、生命に危険性のある副作用を生ずることもあります。

筋肉内注射は

筋肉内注射は、血管が豊富に分布する筋肉内に注射するわけですから、薬物の吸収も皮下注射の約2倍の速さで行なわれます。しかし、末梢血管から吸収されて大循環系に移行するため、静脈内注射と比較すると、速効性という点でははるかに劣ります。

皮下注射は

皮下注射は静脈内注射、筋肉内注射と比較し、吸収性では最も劣りますが、安全性、持続性という点では最も優れていると考えられます。しかし、等張液、非粘稠性、溶解性、非刺激性の薬液以外は注射することができず、刺激性のある薬液は筋肉内注射が適しています。また、薬液量も通常0.1～2mLまでに制限されます。そのほか、同程度の薬効を得るために必要な量（薬物濃度）は、静脈内注射が最も少なくてよく、以下筋肉内注射、皮下注射の順に多くなります。

なお、皮内注射は薬液を注入することによって治療効果を得るというよりは、

通常ツベルクリン反応やアレルゲン検出などの皮膚反応を確認するために行なわれるものです。

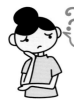

注射法により注射針が違うのはなぜ？

A ▶▶▶ 疼痛の減少と目的部位への確実な刺入を行なうためです。

▌注射針の分類は

注射針は針管の外径と長さで分類され、さらに針先端の角度（刃先・角度）によっても分類されています。針管の外径ゲージ（G）と表示され、長さはそれぞれのインチ数で表示されます。また、刃先角度については、刃先角度が14〜16度で刃面長の長いRB（regular bevel）と、刃先角度がこれよりも鈍角であり、刃面長の短いSB（short bevel）の2つに分けられています（図10-5）。RBは皮下および筋肉内注射に用いられ、一方SBは静脈内注射および動脈穿刺などの血管内刺入用として使われています。

▌各注射法に用いられる注射針は

24・25ゲージと外径の細い注射針は主に皮下注射に用いられます。21〜23ゲージと中間の太さの外径を有する注射針は、皮下注射・筋肉内注射および静脈内注射と、一般的な注射時に広く用いられます。

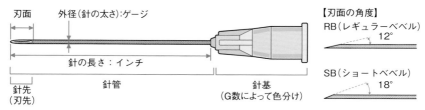

図10-5　注射針の構造

表10-1　注射針のサイズと用法

ゲージ(G)	外径(mm)	カラーコード	おもな用法
27	0.4	medium grey	
26	0.45	brown	皮内注射
25	0.5	orange	皮下注射
24	0.55	medium purple	皮下注射
23	0.6	deep blue	皮下注射、筋肉内注射、静脈内注射
22	0.7	black	皮下注射、筋肉内注射、静脈内注射
21	0.8	deep green	RB：油性薬剤筋肉内注射 SB：静脈内注射
20	0.9	yellow	
19	1.1	cream	輸血(細)
18	1.2	pink	輸血(太)
17	1.4	red-violet	
16	1.6	white	

　一方、18・19ゲージといった太い外径を有する注射針は、輸血用に使われます。逆に26・27ゲージと非常に細い注射針は、皮内注射時に用いられます（表10-1）。注射針の長さも皮内注射用の26・27ゲージといった外径の細いものは短く、皮膚より深部にある筋肉組織へと届かなければならない筋肉内注射用の注射針は、一般的には長いものが用いられます。

現在使われている注射針は

　また金属性の注射針は、針管内の血液の洗浄や滅菌作業などが煩雑すぎて、最近では使われることが少なく、ほとんどはディスポーザブルタイプの注射針が使われています。さらにディスポーザブル注射針は針基の部分がゲージによって色別されているので、注射針の種類が一目でわかるように工夫されています〔注射針のカラーコードは、2007年より国際標準化機構規格（ISO規格）に統一〕。

注射や採血のときの皮膚の消毒は、アルコール綿（酒精綿）なのはなぜ？

A ▶▶▶ アルコール綿は、70％エタノールを使用していますが、エタノールには比較的皮膚刺激性が弱く、殺菌作用があるためです。

消毒と滅菌の違いは

　消毒とは、病原性微生物を殺菌して死滅または減少させ、感染力のない安全な状態にすることです。滅菌とは、病原性・非病原性を問わず、生きている微生物を完全に死滅させるか除去することであり、滅菌後の状態は無菌でなければなりません。したがって、注射や採血の際、無菌室で行なう以外では、空気中にも細菌などがいるため、皮膚だけ滅菌しても意味がありません。

穿刺部位を消毒する理由は

　穿刺部位を消毒する理由は、皮膚の脂肪や汚れなどを除き、穿刺部への細菌類の感染による血行性感染を防ぐためです。しかし、患者の皮膚の消毒をしたからといって、器具の滅菌消毒が不完全だったり、採血および注射する看護者の手指が汚ければ感染予防にはならないので注意が必要です。手指消毒を行ったうえで、滅菌された注射器や注射針を無菌操作で取り扱います。

注射や採血時の皮膚消毒にはアルコール綿が使われるのは

　消毒薬にはたくさんの種類がありますが、注射や採血の際の皮膚の消毒には、通常エタノールが用いられています。その理由は、皮膚に対して刺激性が弱いわりには、殺菌作用が強いためと考えられます。100％エタノールでは脱水作用のため殺菌力が低下しますが、70％エタノールは最も殺菌作用が強いといわれています。アルコール綿で消毒するときのポイントは次のとおりです。
①穿刺部を中心とし、外側へ円を描くように拭きます。
②一度使用したアルコール綿は、同部位でも二度と使用しないこと。
③エタノールが完全に乾いてから穿刺すること。

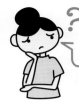

アルコール綿が使えない患者さんの場合、変わりになる消毒薬はありますか？

A ▶▶▶ ベンザルニコウム塩化物やクロルヘキシジングルコン酸塩などを用いることができます。

代替えとなる消毒薬とは

　アルコール綿によって発疹・発赤、かゆみなどの皮膚症状が出るため使用できない患者には、その代用としてベンザルニコウム塩化物やクロルヘキシジングルコン酸塩などを用いることができます。これらの消毒薬ではアルコールが含まれていないため乾きが遅くなります。多くを使用すると患者に不快感を与えることがあるので、やや絞り気味で使用するなど注意が必要です。

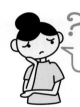

筋肉内注射と皮下注射では注射部位が違うのはなぜ？

A ▶▶▶ いずれも神経、血管の少ない場所を選ぶのは同じですが、筋肉内注射は厚い筋層がある部位で行ない、皮下注射は皮膚に近いところに骨がない部分を選ぶためです。

筋肉内注射の部位は

　筋肉内注射を行なう部位としては、以下の部位が代表的です（図10-6）。

(1)上腕部：三角筋前半部

(2)殿部：①クラークの点（上前腸骨棘と上後腸骨棘を結ぶ線の外側1／3の部位）、②四分三分法（中殿筋部）、③ホッホシュテッターの部位

(3)大腿上部：①大腿前外側広筋部、②大腿直筋部

　これらは大血管、神経損傷や筋の短縮、拘縮を避けるために選ばれた部位です。成人では筋肉の発育が十分なため、筋拘縮が起こることは比較的少ないのですが、3歳以下の幼小児では、大腿四頭筋拘縮症や殿筋拘縮症、三角筋拘縮症が起こることが多く、筋肉内注射の部位や回数には十分な配慮が必要です（一般には小児への筋肉内注射は筋肉の発育の比較的よい大腿上部が好んで選ばれます）。

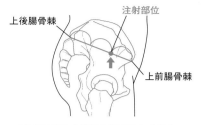

■クラークの点

注射部位

上後腸骨棘

上前腸骨棘

上前腸骨棘と上後腸骨棘を結んだ線の、前側1/3の点が注射部位

■三角筋部

注射部位

肩峰

筋皮神経
上腕回旋動脈

腋窩神経
三角筋

上腕動脈

上腕深動脈

橈骨神経

肩峰から三横指下の三角筋中央部かやや前方

■四分三分法

脊柱と殿裂の線

上殿神経

腸骨稜最高部の線

外側上方に45度で引いた線

注射部位

中殿筋

下殿神経

坐骨神経

殿溝の線

①右のような四角形をつくり、その中心点を取る
②その中心点から外側上方に45度の線を引く
③その線を3等分して、外側1/3の点が注射部位

図10-6　筋肉内注射の部位

皮下注射の部位は

　皮下注射は、神経、血管が少なく、皮膚に近いところに骨がない部分なら、全身いずれでも可能ですが、一般的には、①上腕伸側(上腕後側正中線下1/3の部位)、②三角筋前半部、③大腿前外側中央部が選ばれます。

筋肉内注射と皮下注射の部位が違うのは

　このように神経、血管が少なく、筋肉が豊富であり、皮膚に接して骨がない上腕の三角筋部や大腿前外側中央部などは、筋肉内注射、皮下注射ともに行なわれています。皮下注射の場合は、比較的露出するのが容易な上腕部が好んで用いられます(**図10-7**)。筋肉内注射の場合は、上腕伸側は筋層がやや薄く、神経や血管を傷つけやすく不適当であり、三角筋部や大腿前外側中央部以外では、筋層の厚い殿部(中殿筋部)が用いられます。

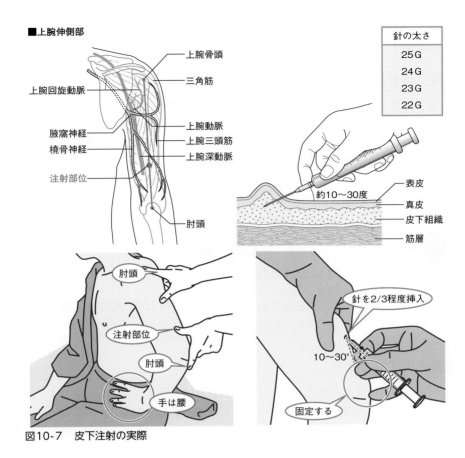

針の太さ
25G
24G
23G
22G

図10-7　皮下注射の実際

皮下注射時、注射針の刺入角度が10〜30度なのはなぜ？

A▶▶▶　皮膚表面から比較的浅い皮下組織への刺入に適した角度であり、深層の神経、血管への損傷、筋層への刺入を防ぐためです。

皮下注射の針の刺入角度は

　皮下組織とは真皮直下の組織であり、皮膚の表面からは近い部位にあり、深層への刺入を防ぐ意味からも、10〜30度という浅い刺入角度が適しています。逆

にこれよりも浅い刺入角度（10度未満）では、皮内注射になる可能性があり、皮下への刺入が困難となります。

皮下注射の刺入角度を10〜30度にするのは

　皮下注射とは、皮膚（真皮）と筋層の間の皮下組織（脂肪および線維組織）に薬液を注入する方法です。注射針の皮膚への刺入角度が10〜30度以上あると直接、筋層への薬液注入が行なわれ、筋肉内注射を行なっていることになります。そのため皮下注射としての有効な薬物の働きを得ることができなくなったり、副作用の発生を引きおこす可能性もあります。また筋層の比較的薄い部分の皮下注射では、刺入角度が深いと、深層の血管、神経を損傷する可能性が高くなります。

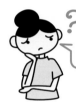

筋肉内注射時、注射針の刺入角度が45〜90度なのはなぜ？

A ▸▸▸ 皮膚表面より深い筋層へ針先が確実に刺入でき、皮下注入を防ぐためです。

筋肉内注射とは

　筋肉内注射は皮下組織より深部にある筋肉層に薬液を注入する方法です。皮下注射に適さない刺激性のある薬液を注入したり、また皮下注射よりも多い薬液量を注入したりします。そのため確実に筋層内に注入できないと種々の障害を生む結果となります。

筋肉内注射の方法は

　筋肉内注射を行なう際には、注射部位の周囲の皮膚を一方の手で引っ張り、皮下組織を伸展、非薄化させて、筋層への刺入を容易にさせます。注射器はペンを持つようにし、垂直に近い刺入角度を保つように努めます。刺入角度が45度未満ですと、注射針が寝てしまう状態となり、針先が筋層に届かず、皮下組織までとどまってしまいます。針先が深層である筋肉層に届くためには、注射針が皮膚面と垂直に近い状態が必要となります（図10-8）。

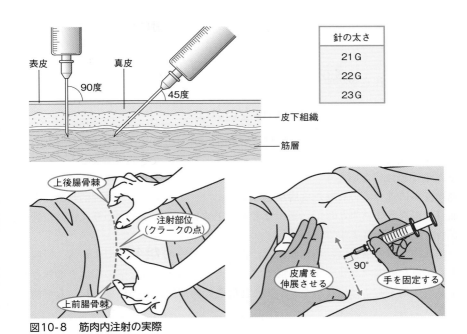

針の太さ
21 G
22 G
23 G

図10-8　筋肉内注射の実際

注射後、マッサージするのはなぜ？
また、マッサージをしてはいけないのは
どういうとき？

A▶▶▶　注射後のマッサージは注入した薬液が周囲組織へう
まく浸透し血管への吸収を助けるためです。またマ
ッサージが禁じられているのは、皮内注射後や静脈
内への注射後です。

注射後、マッサージするのは

　皮下注射や筋肉内注射では、一般的に注射後同部位を軽くマッサージします。
これは皮下注射の場合、注射した薬液が脂肪や線維性結合組織内に浸透し、多数
の毛細血管壁に接し、血管内への吸収を助けるためです。筋肉内注射でも同様に
注射した薬液が筋肉内、あるいは筋肉間の結合組織に浸透し、血管への吸収が速
やかに行なわれるようにするためです。

マッサージを行なわないで、注射後放置しておくと、薬液が注入部にとどまった状態となり、血管への吸収が遅れ、期待した薬効を得ることができなくなってしまいます。しかし注入する薬液によっては、マッサージをしてはいけない場合があるので、注意が必要です。

注射後マッサージをしてはいけないのは

　一般的にマッサージをしてはいけないのは、皮内注射と静脈内注射を行なった後です。皮内注射の多くは、ツベルクリン反応やアレルゲン検出などの皮膚反応をみるために行ないます。ですから、皮内注射後に同部位をマッサージすると、免疫反応によって得られた皮膚反応以外に、マッサージによる物理的刺激による血管拡張などの結果として、発赤などの人工的な皮膚反応が加わり、正確な判定が行なえなくなります。

　静脈内注射の場合は、当然血管内に直接薬液を注入するわけですから、吸収をよくするためのマッサージは不要です。かえって刺入部血管壁の損傷を増強させ、止血が遅延することになったり、また注射後の同部位からの感染が起こる可能性もあります。

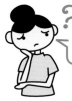

注射を同じ部位に続けて行なってはいけないのはなぜ？

A ▶▶▶ 筋肉の拘縮や静脈内の血栓形成および炎症を防ぐためです。

筋肉内注射では

　筋肉内注射の同部位への反復は、筋肉の拘縮が起こりやすく、とくに小児では

押さえておこう

　筋肉内注射部位の選択として三角筋が選択されていることが多いですが、患者の体格によっては、肩峰から3横指下の部位を腋窩神経が走行していることがあります。また、肩峰から3横指下という表現では、注射を実施する人の指の大きさによって部位にずれが生じるため、この部位が必ずしも安全とは言い切れません。したがって、筋肉内注射の場合は三角筋よりも中殿筋を選択したほうが安全です。

筋拘縮により運動障害などの後遺症が残ることが問題とされています。筋肉内注射に適する場所が決められているのは、ある程度筋肉の発達がよく、筋拘縮が起こりにくい部位という意味があるわけですが、これらの部位でも反復注射によっては筋拘縮が起こりやすくなります。

静脈内注射では

静脈注射では同部位の静脈に反復注射すると、血管壁が傷つき、血栓形成あるいは静脈炎が起こりやすくなり、この静脈炎によっても血栓形成が促進されます。

皮下注射では

また、皮下注射でも同部位に続けて行なうと、脂肪組織を含む皮下組織内に炎症が起こる可能性が高くなります。

点滴静脈内注射の注入速度は決まっているの？

A▶▶▶ 通常、大人では約2 mL/kg/時間が薬液注入速度の基本値とされています。

点滴静脈内注射の注入速度は

点滴静脈内注射の注入速度は、症例によって異なることはもちろんですが、一般的には大人で約2 mL/kg/時間程度が標準値とされています。静脈内与薬セットはmL当たりの特定滴下数を放出するようにつくられています。これを滴下係数とよび、セットの包装に記載されています（1 mLあたり20滴、1 mLあたり60滴）。

押さえておこう

1 mL＝20滴の場合の1分間の滴下数
→ **1 mLの滴下数（20滴）×指示総量（mL）÷指定時間（時間）×60（分）**
1 mL＝60滴の場合の1分間の滴下数
→ **1 mLの滴下数（60滴）×指示総量（mL）÷指定時間（時間）×60（分）**

注入速度による身体への影響は

　先に述べた標準値は1つの目安であり、たとえば出血性ショックなどで循環血液量が減少している場合は、急速な注入が必要となります。

　そのほか注入速度は注入量とも関係があり、注入速度が速すぎると、注入量が多すぎるときと同様の症状、尿量の増加、動悸が起こります。

　呼吸・循環系への負荷が進むと、呼吸困難、浮腫、血圧低下などの心不全状態に陥ることがあります。また、反対に遅すぎると、必要量に達するまで口渇、尿量減少、発熱、意識レベルの低下などの脱水症状が起こることもあります。

滴下速度が変化したときは

　点滴静脈内注射の際に、滴下速度が変化したときは、次のような原因が考えられます。

(1)滴下が速すぎる場合：①患者がクランプを動かした、②静脈針と輸液チューブの接続が外れている、③患者の体位変化や血圧の変化、④針先位置が一定していない。

(2)滴下が遅すぎる場合：①静脈の攣縮（穿刺刺激など）や閉塞、②輸液残量の減少、③輸液ボトルと患者の静脈確保部との高低差が少ない、④血圧の上昇。

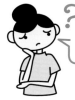

? 注射時、空気が入ってはいけないのはなぜ？

A ▶▶▶ 空気塞栓を予防するためです。

注射時血管内に空気が入ると

　注射時、血管内に空気を入れてしまうと、侵入した空気による血管の閉塞が起こり、空気塞栓とよばれる状態となります。胸痛、チアノーゼ、血圧低下、頻脈などが起こり、意識レベルの低下から失神などをきたすことがあります。

点滴静脈内注射中に誤って血管内に空気が入った場合は

　一般に、静脈内注射でもとくに点滴中に、輸液ボトル交換操作の不手際で、輸液チューブ内のエア抜きが不完全となり空気塞栓が起こることがあります。空気塞栓が生じた場合、患者を左側臥位にして心臓へ空気を送り、心臓から肺動脈へ

空気を送り込みやすくし、肺動脈から空気が吸収されるように努めます。また、脳血管での空気塞栓の発生を防ぐため、患者に頭を低くした体勢をとらせます。

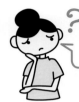

点滴静脈内注射が血管外に漏れるとどうなるの？

A ▶▶▶ 注射部の腫脹や周囲に広がる浮腫、疼痛などがおこります。

点滴静脈内注射が漏れると

点滴静脈内注射時に薬液が血管内に入らず、皮下の周囲組織に漏れた状態では、注射部に腫脹が起こり、当該肢全体に広がる浮腫が生じます。また、注射部の冷感や疼痛、不快感も発生します。これらは、静脈針が確実に血管内へ入っていない場合と、静脈針が血管壁をつき抜けてしまった場合とが考えられます。

点滴静脈内注射が漏れた場合は

このようなときには、点滴静脈内注射をただちに中止し、静脈針を抜きます。さらに、薬液が漏れてから30分以内で腫脹が軽度の場合は局所を冷やし、薬液漏れが始まってから時間が経過した場合は温湿布を行ないながら同肢部を挙上します。また、薬液によっては(とくに抗がん剤など)、血管外に薬液が漏れて、周囲組織の壊死をまねくことがあるので、注意が必要です。

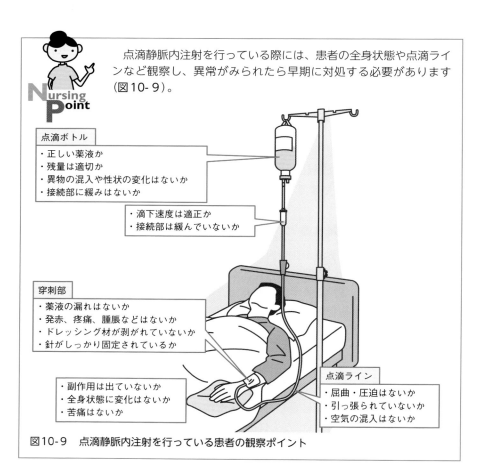

点滴静脈内注射を行っている際には、患者の全身状態や点滴ラインなど観察し、異常がみられたら早期に対処する必要があります（図10-9）。

点滴ボトル
・正しい薬液か
・残量は適切か
・異物の混入や性状の変化はないか
・接続部に緩みはないか

・滴下速度は適正か
・接続部は緩んでいないか

穿刺部
・薬液の漏れはないか
・発赤、疼痛、腫脹などはないか
・ドレッシング材が剥がれていないか
・針がしっかり固定されているか

・副作用は出ていないか
・全身状態に変化はないか
・苦痛はないか

点滴ライン
・屈曲・圧迫はないか
・引っ張られていないか
・空気の混入はないか

図10-9　点滴静脈内注射を行っている患者の観察ポイント

輸血

**輸血は臓器移植の一種であり、副作用や合併症の
リスクがあること理解しましょう。**

輸血とは、事故や手術・疾患などにより、貧血や顆粒球減少、
血小板減少を起こしたとき、補充・治療の目的で血液（必要
な成分）を血管内に注入することです。

輸血をする際、ABO式およびRh式血液型、交差適合試験を
行い、ABO式・Rh式血液型の一致、交差適合試験で陰性で
あることが必須となります。もし型の違う血液を患者に輸血
してしまったり、患者に輸血した血液に対する抗体ができて
いたりすると副作用として、さまざまな反応を引き起こすこ
とがあります。

したがって、輸血を行う場合は指示簿と患者の氏名の確認を
はじめ、さまざまなチェックを行う必要があります。

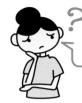

必要に応じて各成分を輸血する成分輸血が広く行われているのはなぜ？

A ▶▶▶ 成分輸血では全血輸血に比べ輸血量が少なく、これによって輸血される患者の心臓にかかる負担の軽減と副作用を防ぐためです。

輸血とは

輸血は、健康な他人の血液から調製された血液製剤を点滴投与します。外傷事故や手術に伴う大量出血や、骨髄機能が低下した血液疾患などのときに用いられます。現在は使用目的に応じ、血球成分からなる成分輸血が広く使われています。また、感染症のリスクから、あらかじめ輸血の必要性が予測される場合は自分の新鮮血を使用する自己血輸血を用いる場合もあります。

表11-1　主な輸血用血液製剤

輸血用血液	保存方法・有効期間	使用目的・注意点
赤血球製剤	保存温度：2〜6℃ 有効期間：採血後21日間	出血および赤血球が不足する状態、またはその機能低下による酸素欠乏のある場合に使用される 【注意点】 ・溶血や凝固、変色など外観上に異常を認めた場合は使用しない ・冷凍庫や室温に放置することにより溶血が起こる可能性があるので、貯蔵時の温度管理を適正に行う ・通常の輸血では加温する必要はない（加温する場合は37℃を超えない範囲で加温）
血漿製剤	保存温度：−20℃以下 有効期間：採血後1年間	複数の血液凝固因子の欠乏による出血ないし出血傾向のある場合に使用される 【注意点】 ・凍った状態では血液パックが非常にもろくなっており、簡単に破損するため取り扱いに注意が必要である ・使用する分のみ冷凍庫から取り出し、適切な方法で融解後、ただちに使用する ・融解したものは再凍結して使用することはできない
血小板製剤	保存温度：20〜24℃ 有効期間：採血後4日間 要震とう	血小板数の減少またはその機能低下による出血ないし出血傾向のある場合に使用される 【注意点】 ・できるだけ速やかに使用する。やむをえず保存する場合は、20〜24℃で静かに震とうする（冷所保存はしない） ・きわめてまれに、黄色ブドウ球菌などが保菌ドナーから混入し、血小板製剤保存中に増殖することがある。菌血症やショックなどの原因になる場合がある

（日本赤十字社：輸血用血液製剤取り扱いマニュアル、2019年12月改訂版より改変）

#押さえておこう

自己血輸血について

　外科手術で輸血を必要とする出血が予測され、手術までの時間がある場合は、自分の血液を採血して保存しておく方法がとられます。それを自己血輸血とよんでおり、安全な輸血と考えられています。しかし、貧血のある状態や菌血症の可能性のある細菌感染者などの場合は、自己血輸血はできません。

#押さえておこう

輸血時の同意書

　輸血を施行する場合、医師は患者や家族へ目的および輸血に伴うリスクについて説明をします。その際に、必ず「血液製剤使用時の説明と同意書」をとります。輸血開始直後の急性の副作用や遅発性に起こるPT-GVHD（輸血後移植片対宿主病）のリスクがあるからです。

成分輸血のメリット

　以前は血液の全成分を輸血する全血輸血が行われていましたが、現在では、患者が必要としている成分だけを輸血する成分輸血が広く行われています（表11-1）。成分輸血では全血輸血に比べ、輸血される患者（受血者）の心臓にかかる負担を軽減することができます。またPT-GVHD（輸血後移植片対宿主病）などの副作用を防ぐことができます。

　さらに献血された血液を遠心分離することによって、赤血球、血小板および血漿に分けた成分輸血製剤が作成されるので、これを使用することによって、1人の献血者からの血液を複数の患者（受血者）への輸血に用いることが可能となります。

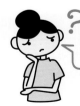

成分製剤によって保存温度や保存期間が異なるのはなぜ？

A ▶▶▶ 保存する血液の成分によって、生体内における寿命や保存による劣化があり、機能を維持するための最適な温度が異なるためです。

赤血球製剤の保存方法は

　赤血球製剤は温度が上昇することによって、赤血球の代謝が活発となり、酵素活性の上昇に伴ってATPの消費が増加し、赤血球の変形を来たします。反対に低温（２～６℃）下では赤血球の代謝率の低下やブドウ糖やATPの消費減少などがみられ長期保存が可能となります。さらに保存液中にマンニトール、ブドウ糖、アデニンなどが入った赤血球濃厚液-LR製剤では、ATPや2,3-DPGの低下を最小限に押さえ、赤血球機能をより長く維持する効果があります。ただし２～６℃より低く凍結状態にすると使用時に溶血してしまうため、凍結しない程度の低温保存が最適となっています。

　また、血小板製剤では反対に低温保存すると活性化が進み、（生体内寿命）が短くなり、さらに止血効果の低下を示すため、室温（20～24℃）で振とうを加えて保存します。血漿は凍結（－20℃以下）で長期間（１年）の保存が可能となっています。

血小板製剤の保存期間

　血小板は赤血球に比べ生体内における寿命が短く（約10日間）、また保存によって劣化が早いため、血小板製剤の保存期間は採血後４日以内と短くなっています。

　保存温度や保存方法も前述したように他の血液製剤と異なり、20～24℃で振とうした状態で保存しますが、低温保存では血小板の活性化が進み形態的変化を起こし、生体内での生存能力（生体内寿命）の短縮がみられ、さらに低温下長時間保存では止血効果の低下が認められます。

　また、振とうを加えず、静止状態での保存ではpHの低下に伴って凝集能の低下がみられます（静置状態での保存でも６時間程度までは変化は少ないと考えられています）。

　このため血小板製剤は供給後速やかな使用が推奨され、さらに使用における適応も厳格となっています。

押さえておこう

・**新鮮血**：採血後72時間以内のものを新鮮血といいます。血小板や各凝固因子は補給可能ですが、感染症や不規則抗体に対する検査が不十分と危険性があります。

・**保存血**：採血後２～６℃で保存され、４日以降21日が使用期限と決められています。梅毒、肝炎、マラリアなどの感染症の検査は行われていますが、血小板は消失し、凝固因子などは減少します。

輸血を行う前に交差適合試験を行わなければならないのはなぜ？

A ▶▶▶ 血液型不適合などによる、輸血の副作用を防ぐためです。

輸血前に交差適合試験を行なうのは

　輸血は、ひとつ間違うと人の生命をも脅かす重大な過誤を引き起こしかねないものです。

　また、自己以外の血液が非経口的に体内に入るため、多少の副作用は起こりますが、それを最小限度にするために交差適合試験が行なわれています。

交差適合試験とは

　輸血に際しては、ABO式およびRh式血液型で、患者と同型の供血者を選んで行ないます。血液型には、それ以外にも、Lewis式、MNSs式、Duffy式、P式などがあり、血液型には約45万種の組み合わせがあるといわれています。したがって、他の血液型に対する抗体が受血者または供血者に存在するときには副作用の危険があります。しかし、このような不規則性抗体が存在しても、供血者の赤血球または受血者の赤血球に、これと反応する抗原がなければ副作用は起こりません。

　したがって、図11-1に示したように、輸血前には受血者の血清中に供血者の赤血球と反応する抗体が存在しないか、また、供血者の血清中に受血者の赤血球と反応する抗体が存在しないかを検査しなければなりません。これを交差適合試験といい、前者を主試験、後者を副試験としています。

　　主試験—受血者血清＋供血者血球

　　副試験—受血者血球＋供血者血清

　この2つの組み合わせで交差適合試験を行ないます。また、1人の受血者に複数の供血者の血液を輸血する場合には、各々の供血者の血液について交差適合試験を行なう必要があります。この際、血球抗原と血清の反応は温度や液相によって異なるため、生理食塩液法(生食液法)だけでなく、アルブミン法、ブロメリン法、クームス法などを併用するのが望ましいといわれています。

　主試験および副試験で、凝集または溶血が起こらない場合は適合血液であるため輸血してもかまいませんが、凝集または溶血が起こった場合には不適合血液であるため、この供血者の血液は輸血できません。ABO式血液型の異なる血液間

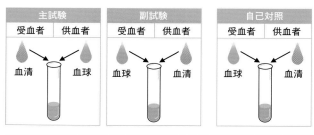

主試験	副試験	輸血の適否
+	+	輸血不可
+	−	輸血不可
−	+	原則的に不可
−	−	輸血適合

図11-1　交差適合試験

で、交差適合試験を行なうと、必ず主・副試験のいずれかで凝集または溶血が起こるので、交差適合試験はABO式血液型を再確認するという意義ももっていることになります。

血液型検査とは

　血液型の検査を行う場合、ABO式、Rh式の両方をセットで検査します（図11-2）。ABO式の輸血型検査では、血液中の赤血球上の抗原を調べる「おもて試験」と、血清中の抗体を調べる「うら試験」を行い、両方が一致することで血液型を判定します。Rh式の血液型では、最も抗体を産生しやすい（免疫原性が強い）のがD抗原で、そのため抗D血清により、D抗原陽性（Rh＋）、D抗原陰性（Rh－）を判定します。

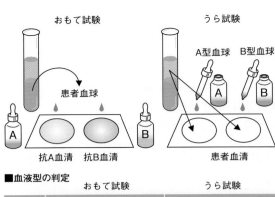

	おもて試験		うら試験		Rh式判定	
反応試薬	抗A血清	抗B血清	A型血球	B型血球	抗D血清（反応試薬）	
					Rh（＋）陽性	Rh（－）陰性
A型	凝集 （＋）	凝集 （－）	（－）	（＋）		
B型	（－）	（＋）	（＋）	（－）		
O型	（－）	（－）	（＋）	（＋）		
AB型	（＋）	（＋）	（－）	（－）		

図11-2　血液型の検査

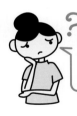

血小板製剤を輸血する場合、異型輸血（ABO式血液型をあわせなくてもよい）が可能なのはなぜ？

A ▶▶▶ 血小板製剤では赤血球はほとんど含まれていないため、緊急時の異型輸血は可能ですが、ABO同型の製剤を使うことが原則です。

血小板製剤の輸血

　血小板製剤の輸血に関しては、抗A抗体と抗B抗体の存在が問題になります。しかし受血者の血清によって中和される状態になるので、通常は異型輸血を行った場合でも溶血などの副作用を起こすことはありません。ただし、O型では高力価の抗Aおよび抗B抗体をもっているため、溶血などの副作用を起こすことがあ

ります。

　原則的には、患者と同型のABO式血液型の血小板製剤を使用することになっていますが、次に安全なのはAB型（抗Aおよび抗B抗体がない）になります。

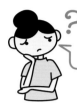

赤血球製剤は室温に戻さずに、できるだけ早く使用するようになったのはなぜ？

A ▶▶▶　赤血球製剤の温めすぎによって溶血などの変化が起こるためです。

赤血球製剤の使用

　前述のように赤血球濃厚液などの赤血球製剤は2〜6℃での保存となっており、以前は低体温症の予防目的で、室温に戻して使用することが推奨されていましたが、温めすぎや室温放置などは溶血を起こす可能性があることや、接続部分の細菌汚染の危険が増すことなどから、現在では急速輸血時など以下の特殊な状況を除いて、出庫後は室温に戻さず使用されることになっています。

加温が必要となる場合

①100mL/分を超える急速輸血
②30分以上にわたる50mL/分を超える成人の急速輸血
③新生児の交換輸血
④15mL/kg/時を超える小児の輸血
⑤重症寒冷自己免疫性溶血性貧血患者への輸血

輸血開始直後に患者の状態の観察と速度調節を行うのはなぜ？

A ▶▶▶　輸血の副作用のうち、生命にかかわる反応が現れるのは、輸血開始後5分以内に現れるためです。

輸血開始後の観察と速度調節

　輸血後短時間で現れる副作用は、不適合輸血による血管内の溶血反応として、

血管に沿った熱感や顔面の紅潮、腰背部痛、腹痛、頸静脈の怒張、頻脈、胸部の絞扼感、呼吸促拍などがみられます。したがって、開始直後から5分間は、バイタルサインの変化や副作用の出現、刺入部位、滴下状況などを観察する必要があります。さらに15分程度経過した後、改めて患者の状態を観察します。輸血後移植片対宿主病(PT-GVHD)を発症することもあるため、適宜観察する必要があります。

　輸血を開始するときは、輸血による事故(副作用などの出現)を考慮し、最初の10〜15分は1mL/分程度の速度でゆっくりと輸血を行います。副作用がないことを確認したら、5mL/分程度の速度で輸血を行います。

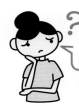

Q 輸血して3〜6か月後に、感染症のスクリーニングをするのはなぜ？

A ▶▶▶ 供血者がウインドウ期にある場合の輸血製剤による感染の有無をチェックするためです。

感染の有無の確認

　血液製剤はその安全性の確保のため、感染源となるウイルスの有無などを厳重にチェックしたあと供給されていますが、供血者がウインドウ期にある場合の感染が問題となります。

　ウインドウ期とは、感染しているが検査で陽性と判定されるまでの期間(すなわち感染していても検査結果としては陰性となってしまう期間)のことです。これらの血液製剤による感染のチェックのために、輸血前後でのB型肝炎ウイルス、C型肝炎ウイルスおよびHIV(ヒト免疫不全ウイルス)関連の検査が必要となります。輸血前1週間前後の検査や血清の保存が必要となり、これが陰性で輸血後3〜6か月における検査で陽性であれば、輸血製剤による感染が考えられます。

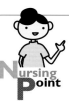

◆輸血時の注意点

①輸血を行うことが決定したら、医師から患者や家族にその必要性、輸血の種類や方法を十分に説明を受けたかを確認します。話しを聞き、不安を取り除くようにしましょう。また、輸血の同意書を得ます。

②実施前には、医師と看護師は必ず交差適合試用紙との照合を行います。その際には、互いに声を出して、血液型、患者の氏名、血液製造番号、有効期限を読み合わせます。血液型の確認は、患者の血液型記載伝票で行います。

③実施時、看護師2人で患者のもとに行き、必ず声をかけ、氏名、血液型が間違いないかどうかを確認します。

④輸血製剤は薬液と混注してはいけません。輸血製剤と薬液が反応し、凝固、溶血、タンパク変性を起こす可能性があります。基本的に単独ルートで投与します。どうしても同一ルートで投与しなくてはならない場合は、投与前後に生理食塩液でフラッシュします。

⑤速度は開始5分くらいまでは1 mL/分とし、副作用のないことを確認したうえで、15分後にバイタルサイン測定し、落ち着いていれば5 mL/分くらいにします。輸血開始から5分間は患者のそばを離れず副作用の有無を確認しましょう。実施中は30分ごとに訪室し、患者の状態を観察し、記録します。

⑥副作用が出現した場合は、ただちに以下の対処方法をとります（**表11-2**）。

・開始後数分で悪寒・戦慄を伴う発熱や呼吸困難、胸内苦悶、冷汗などの症状を少しでも認めた場合は、すぐに輸血を中止し、医師に連絡をして指示を受けます。

・血管痛がある場合は、血管外への漏れがないことを確認し、温罨法や輸血している部位の上部を温湿布します。

・瘙痒感や蕁麻疹がみられた場合も、すぐに輸血を中止し、ただちに医師に報告し、指示により抗ヒスタミン薬や抗プラスミン薬を注射します。

表11-2　主な輸血による副作用

原因	症状
①**赤血球不適合輸血** ※ABO式血液型不適合の場合：副作用はただちに出現し、重篤	呼吸困難、発熱、血圧低下、意識消失、血色素尿、黄疸など
②**血液の細菌汚染** ※採血時・保存中に細菌が血液容器に侵入し、増殖したもの	発熱、血圧降下、溶血など
③**白血球抗体、血小板抗体**	発熱、悪寒、戦慄
④**感染症**	梅毒、HIV、HCV、HBV、HTLV-1など
⑤**アレルギー反応**	全身発赤、瘙痒感、蕁麻疹、

採血

安全で安楽な援助が提供できるよう知識・技術を磨き、不安や苦痛への配慮が大切です。

看護師による採血（静脈内）は日常的に行われており、疾病や症状を把握するうえで重要な検査です。医師から指示を受け行いますが、なぜその検査項目が必要なのか、採血をとるタイミングは検査値にどのように関係するのか、検査値に影響を与えてしまう手技は何かなどを理解しておく必要があります。なぜならば、採血における検査値は医師の治療方針に直結するからです。そして忘れてはならないのは、患者さんの身体に針を刺すという苦痛を伴う援助であることです。また同時に、針刺し事故が起きれば援助者側にも危険が伴います。それゆえに、安全・安楽を心がけた技術が必要となります。

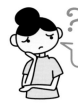

採血は一般的に空腹時に行なうのがよい
とされているのはなぜ？

A ▶▶▶ 血液内の物資のなかには、食事による影響を受けて
変動するものがあるので、病的変動との区別をする
ためです。

採血は早朝空腹時がよいのは

　血液内の物質が、いつも一定したレベルで流動し、生体外に取り出してからも変動のない物資であれば、検査は時間に関係なく、いつでも望むときに採血し、まとめて分析もできます。しかし、実際には、血液内の物質は、体内での生理的因子や食事などに影響されることが多いようです。

　したがって、種々の変動因子を除外するために、１日のうちで基礎代謝の最も安定している早朝空腹時に採血するのが理想です。

食事による血液への影響は

　食事の影響は、食事の内容や食後の時間により異なるほかに個人差もありますが、血糖（↑）、インスリン（↑）、無機リン（↓）、中性脂肪（↑）、遊離脂肪酸（↓）などは、食後血液中の値が変動する物質です。影響を受ける度合いは一律でなく、前３者は食後３時間で空腹時値に戻り、後２者は食後10〜12時間もその影響が続くといわれています。また、食後の血液はしばしば白濁を生じ、分析上にも影響を受けるため、少なくとも食後２〜４時間経過後の採血が望ましいと思います。

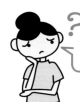

採血は運動・入浴直後は避けたほうがよ
いのはなぜ？

A ▶▶▶ 運動および入浴により、血液内の物質に変動をきた
すためです。

運動や入浴が血液に影響するものは

　運動や入浴後は、血清タンパクの上昇がみられます。また、激しい運動による影響として、筋肉の乳酸、ピルビン酸、無機リンの生成と酵素〔LDH、CK、AST

(GOT)〕の遊出による血中濃度の上昇がみられ、反対に血糖、中性脂肪などの減少が起こります。これらの変動の程度と持続は、運動の強度と持続時間および個人差などによってもかなりの相違がありますが、前日ないし前々日行なったスキーや水泳のような激しい負荷の影響が残っていることもあります。

　したがって、現実には安静時採血を行なうことにより、運動などによる影響をなるべく除外することが必要です。

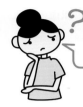

採血するとき、駆血帯（止血帯）を巻くのはなぜ？

A ▶▶▶ 静脈血の還流を阻止し、末梢静脈を怒張させて穿刺部位の選定を容易にするためです。

駆血帯を巻くのは

　駆血帯を穿刺部位より 5 〜10cm上方（中枢側）で巻くと、静脈血の還流を止めることとなり、末梢の静脈が怒張して、穿刺部位の選定が容易になるためです。
　実際にどうしても血管が出にくい場合には、血圧を測定し、最低血圧程度に圧迫すると最も静脈のうっ血状態が強くなり、血管が怒張しやすい状態となります。この上腕の圧迫によるうっ血を 2 分間以上続けると、血液組成に変化が生ずるため、縛ったらできるだけ速やかに採血し終えるよう心掛けることも大切です。

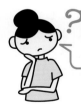

採血をするとき、母指を中にして握らせるのはなぜ？

A ▶▶▶ 前腕部の筋肉が収縮し、末梢血の還流を促進させ、駆血部より末梢の静脈怒張が起こるためです。

母指を中にして手を握らせるのは

　一般に、静脈採血を行なう際には駆血帯を用いて静脈を圧迫します。駆血帯よりも末梢部の静脈血のうっ滞による血管拡張を起こし、採血を行ないやすくします。また、血管の拡張を助けるために、母指を中にして握らせますが、これは前腕部の筋肉を収縮させ、さらに末梢部からの静脈血還流量を促進させることによ

り、静脈の怒張がより強くなるためです。

駆血帯を強く締めすぎると

　筋肉の収縮は静脈還流量を増加させるとともに、動脈血の流入も促進させます。しかし、駆血帯を強く締めると、静脈を圧迫するだけでなく、動脈も圧迫されてしまうので、末梢へ流入する血液量が減少してしまいます。したがって還流血液量自体が減るために、静脈の拡張も困難となります。

　駆血帯を巻くの強さは、静脈血の還流をある程度阻止し、しかも動脈血の流入を止めない程度が最もよいとされています。

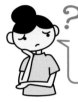

採血時、血管がはっきりわからないと軽く叩いたり、温めたり、末梢からこすったりするのはなぜ？

A ▶▶▶ 局所に種々の刺激を与えることで、血管壁が拡張し、静脈の怒張が起こるので採血部位がはっきりするためです。

静脈の見えにくい患者には

　静脈の見えにくい患者や、静脈の細い患者の場合には、駆血帯を巻いただけでは穿刺部位や静脈の走行がはっきりしないことがあります。そのようなときには、まず駆血する前に穿刺部位を温湿布して、細い血管を拡張させます。そして、駆血帯を巻いた後に、静脈を末梢から中枢に向かってマッサージして、よりうっ血状態を強くします。これでかなり血管の怒張がみられるはずですが、さらに、機械的刺激として、穿刺部位の軽打や手を数回、握ったり開いたりすることにより、静脈がはっきりしてくるはずです。

押さえておこう

　採血時に自分の手技に気をとられていると、患者が気分不快や顔面蒼白に陥っている場合があります。その場合は、血圧が下がり、脳の血流量が減少しているため失神する可能性があります。すぐ横になってもらい、下肢を上げましょう。過去に採血時に同様の症状を起こしたことがある患者さんは、最初から臥床した状態で採血をしましょう。

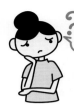

採血部位は前腕を多く用いるのはなぜ？

A ►►► 肘窩の皮静脈は腕まくりをすれば簡単に露出でき、また比較的太い静脈で、表面の皮膚がやわらかく刺しやすいためです。

採血しやすい静脈は

皮膚のすぐ下の皮下組織中を走る静脈を皮静脈とよびます。肘窩（前腕）の皮静脈は腕まくりをすれば簡単に露出でき、比較的太い静脈です。深在性の静脈のように動脈と並走していないため、安全に採血できます。しかも表面の皮膚がやわらかいため刺しやすく、また皮膚から透かして見えるため、静脈採血には最適とされています。

採血に用いられる静脈は

前腕屈側部には、橈側皮静脈、前腕正中皮静脈、尺側皮静脈が走っていますが、これらは肘窩で肘正中皮静脈により互いにくっつきあっています。この吻合形式には人によりかなりの相違がありますが、尺側皮静脈および肘正中皮静脈付近を正中神経が走行していることが多いため、採血部位としての第一選択は橈側皮静脈、ついで肘正中皮静脈、尺側皮静脈となります（図12-1）。

また、手首の橈側付近の静脈は橈骨神経が走っているため避けましょう。

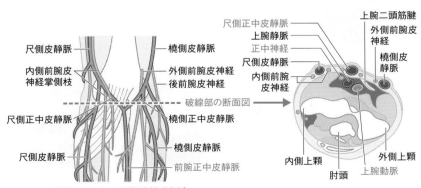

図12-1　採血しやすい皮静脈（左肘窩）

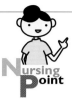

Nursing
Point

①医師からの指示項目と、対象者の疾病・病態から採血目的をアセスメントします。

②対象者の名前、指示項目と採取する採血管を照合します。その際、血糖値やホルモン値の検査など、採血のタイミングに注意を要する項目がないかを確認します。

※採血管のキャップの色で、何を調べるかを見分けることができます。

③採血に必要な物品をもち、患者のもとへ行き誤認確認のためフルネームで名乗ってもらい、検体の名前ラベルと照合しましょう。

④患者の理解度に合わせて、採血方法を説明し、協力してほしい事項を伝えます。

⑤採血に適した血管を選択し、駆血帯を巻いて血管を怒張させアルコール綿で消毒します（図12-1、図12-2）。

⑥アルコール綿の消毒が乾いたら、穿刺します。穿刺後は声がけをし恐怖心への配慮をします。穿刺時に神経症状や疼痛を訴えたときは、速やかに抜針します。また、気分不快や顔面蒼白など、迷走神経反射にも注意しましょう（p.200参照）。

⑧採取する検体の順番に注意しつつ、規定量の採取をします。

⑨駆血帯を外し、穿刺部にアルコール綿を軽くあて抜針します。

⑩針刺し事故を起こさないよう、抜針した針は専用の廃棄容器に破棄します（図12-3）。

⑪5分間ほど圧迫止血し、止血確認後は絆創膏を貼ります。

⑫終了時にはねぎらいの言葉をかけましょう。

⑬採取した検体は速やかに検査科など所定の場所へ提出します。

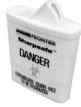

図12-3　廃棄容器

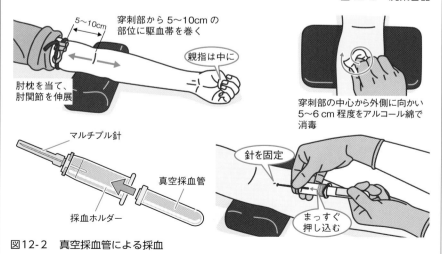

図12-2　真空採血管による採血

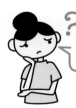

押さえておこう

　真空採血管の採取の場合、採血の順番によって検査値に影響が出てしまう場合があります。凝固系を最初に採取すると、クエン酸が混入されているため真空圧が低くなり規定量がとれません。そのため、クエン酸の影響を受けない生化学系の検体を最初に採取し、凝固系は2番目にとるようにします（**図12-4**）。また、凝固系の検体は採取後速やかに検査科に提出することも忘れてはなりません。適切に保存しないと、血液中の成分が変化してしまい、正しい検査値が得られなくなります。

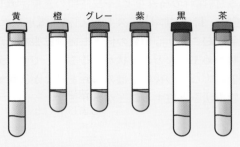

採血管の色分類
茶：生化学検査
黒：凝固機能検査
紫：血算（血球数、血液像）
グレー：血糖値、HbA1c
橙：血沈
黄：肝炎検査

図12-4　採血管の色別分類

？採血後、マッサージしてはいけないのはなぜ？

A ▶▶▶　採血後の止血を助け、出血を防止するためです。

採血後にマッサージが不要なのは

　一般に皮下および筋肉内注射を行なった後には、注射部位を軽くマッサージしますが、これは薬液の吸収を助けるためです。しかし採血では薬液を注入するわけではないので、マッサージする必要はありません。逆にマッサージすると、採血で損傷を受けた血管壁からの出血を促進させてしまいます。

　採血後は止血が確認されるまでは、注射部位をアルコール綿などで5分間ほど軽く押さえ、止血後も局所を刺激しないようにすべきです。採血以外の静脈内注射あるいは皮内注射でも、注射部位のマッサージを行なってはいけません。

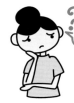

血管迷走神経反射はなぜ起こるの？

A ▶▶▶ 痛みに対して急性の自律神経失調が起こり、脳循環障害を発症するためです。

血管迷走神経反射とは

　血管迷走神経反射とは、痛み（採血時の痛みなど）や長時間の立位、激しい運動（とくに気温が高い状態での運動）、排便・排尿後、ストレス（満員電車乗車時など）によって、急性の自律神経失調が起こり、心拍数の低下や血管拡張を来たし、脳血流の循環障害が起こり、失神やめまいなどの症状が起こることです。通常は一過性で比較的回復は早く、機能障害などの後遺症はみられませんが、頻繁に失神発作が起こるような場合は薬物療法を考慮することがあります。

押さえておこう

　もし、針刺し事故を起こしてしまったら、ただちに次のことを行います。
①血液を絞り出し、大量の水で洗い流します。
②所属部署の管理者や医療安全の管理者へ報告します。
③状況により、予防薬投与が必要となることがあるため、医師の診察を受けます。

押さえておこう

　ほとんどの採血場面では真空管採血の方法がとられていますが、血管が細く採取が困難な場合は、使い捨てシリンジと注射針を使用します。その場合、注射器から採血管に血液を移す（分注）必要があります。採血量は採血管の本数から、必要量を判断し過不足のないようにします。また分注の際には専用ホルダーを使用し、針刺し事故を防止します。

採血した血液が時間とともに分離するの
はなぜ？

A▶▶▶ 血液は採血されて、血管から外へ出ると凝固し、血
餅と血清に分離するためです。

血液が凝固するのは

　血管から外に出た血液は、次のような仕組みで固まります。まず、血液が異物
（試験管）に接触することにより、血液中の種々の凝固因子が活性化され連鎖反応
を起こし。近年では、内因系・外因系血液凝固機序で反応が進むといわれています。
　簡単に説明しますと、第1相は、内因系と外因系により血液トロンボプラスチ
ンが形成されます。
　第2相では、このトロンボプラスチンと、もともと血液中にあるカルシウムと
がプロトロンビンに作用して、トロンビンを形成します。
　第3相では、このトロビンがフィブリノーゲンに作用して、フィブリンができ
ます（図12-5）。
　血液が凝固するのは、このフィブリンと血球とが結びつくためで、フィブリン
は網状のかたまりをつくり、これに血球と血小板が一緒になったものを血餅とい
います。時間とともに、この血餅はしだいに収縮して、血清という透明な液が外
に滲み出てきて、血液は血餅と血清に分離されます。

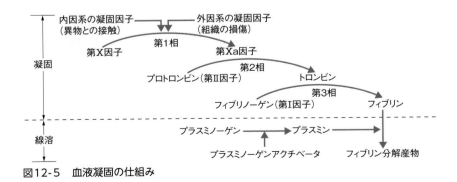

図12-5　血液凝固の仕組み

赤血球沈降速度測定時、3.8％のクエン酸ナトリウムを用いるのはなぜ？

A ▶▶▶ 血液を凝固させると赤血球沈降速度（赤沈）は測定できないので、抗凝固剤として用いているためです。

赤沈測定時、抗凝固剤を用いるのは

　赤沈は赤血球の凝集（連銭形成）に大きな関係があり、凝集が早く、かつ大きくなるほど、赤沈は促進されます。よってこの反応は血液を凝固させては測定ができず、そのために抗凝固剤として、クエン酸ナトリウムを用います。また、クエン酸ナトリウムの濃度が3.8％なのは、赤血球とほぼ等張であり、溶血などによる凝集への影響が少ないとされています。3.2％濃度を用いる場合もあります。

赤沈が促進するのは

　赤血球の凝集は、血漿タンパクの荷電状態の変化と密接な関係があります。陽性荷電のグロブリン、フィブリノーゲンが増加すると、赤血球の陰性荷電を放電させて血球の凝集は早く起こり、赤沈は促進します。逆に、アリブミンは陰性に荷電して、凝集阻止の作用をします。また、この反応は赤血球の状態にも関係があり、高度の赤血球減少またはヘモグロビン減少によって促進をきたしますが、軽度の貧血では影響はありません。赤沈は、生体内の代謝障害や組織の破壊吸収の異常を反映して促進する非特異反応です（表12-1、表12-2、表12-3）。

表12-1　赤沈が促進または遅延する疾患または病態

促進	①感染症	急性感染症：ウイルス感染症、肺炎、敗血症、亜急性心内膜炎など 慢性感染症：結核、肺化膿症など
	②非感染性炎症性疾患	膠原病：リウマチ熱、関節リウマチ、全身性エリテマトーデス、皮膚筋炎など、潰瘍性大腸炎など 漿膜炎：胸膜炎、腹膜炎など
	③組織崩壊	心筋梗塞、ある種の悪性腫瘍
	④血漿タンパク異常	グロブリン増加：多発性骨髄腫、原発性マクログロブリン血症、橋本病など その他のタンパク以上：異常タンパク血症（特発性クリオグロブリン血症など）
	⑤貧血	各種貧血、再生不良性貧血、急性白血病
	⑥その他	肝硬変、ネフローゼ症候群など
遅延	①赤血球異常	赤血球増多：高地住民、真正多血症、チアノーゼを伴う先天性心疾患、うっ血性心不全 形態異常：鎌形赤血球症、遺伝性球状赤血球症
	②タンパク異常	低フィブリノーゲン血症
	③凝固異常	播種性血管内凝固症候群（DIC）
	④その他	胆汁成分（穿孔性胆汁性腹膜炎）、抗炎症性薬剤使用

表12-2　赤沈に影響する因子

	促進因子	遅延因子
血漿	フィブリノーゲンの増加 グロブリンの増加	アルブミンの増加、フィブリノーゲンの減少、水分の増加（血漿タンパク希釈）、胆汁酸の増加、二酸化炭素の増加
血球	赤血球の高度減少	赤血球の増加、血小板の減少

表12-3　赤沈に影響する病態

促進機転	遅延因子
非経口的タンパク吸収（妊娠、悪性腫瘍） 炎症産物の吸収（炎症および中毒） 重症貧血、腎機能不全	ヘモグロビンおよび赤血球増多（チアノーゼ）、実質性黄疸、アレルギー状態、水血症（心臓性浮腫）、重症悪液質

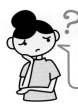

? 赤血球沈降速度測定時は、3.8％のクエン酸ナトリウムが0.4mLで血液1.6mLとするのはなぜ？

A ▶▶▶ 抗凝固剤として血液の割合が正確でない場合、たとえば、抗凝固剤が少ないと異常促進の原因となってしまい、正確な測定値が得られないためです。

赤沈の方法は

　赤沈には、抗凝固剤の種類と量、所要血液量、使用する試験管の種類などに従い多くの方法があり、それぞれ測定時間、成績の判定も異なります。現在ではウェスターグレン（Westergren）法が最も普遍的であり、標準化されています。

ウェスターグレン法とは

　注射器にあらかじめ3.8％クエン酸ナトリウム1容（0.4mL）を吸いあげ、次いで静脈血4容（1.6mL）を採取し、採血後ただちによく混ぜ合わせ（混和）ます。

　そして、混和後すぐに血沈用ウェスターグレン管（口径2.5mm、高さ30cmのガラス管、0から200mmまで目盛りあり）の200mm目盛りまで内容を注入し、管を垂直に立て1時間室温に放置します。1時間後に沈降した赤血球層の高さを読み取り何mm/時間と判定します（図12-6）。

　また、最近では微量の血液（150μL）を用いる血沈自動測定装置も開発されています。

基準値（1時間値）は

健康成人：男性10mm以下　　　50歳以上：男性20mm以下
　　　　　女性15mm以下　　　　　　　　女性30mm以下
小児：成人より数mm高値　　　妊婦：12週まで35mm以下
　　　　　　　　　　　　　　　　　　それ以降60mm以下

　血沈は簡単な検査法ですが、定められた方法を正確に守らないと異常値をきたしやすいものであることを念頭におく必要があると思われます。
　測定上の注意は次のとおりです。
①抗凝固剤と血液の割合が正確か否か。前者が少ないと異常促進のもととなる。
②採血時、両者をよく混和しないと赤血球が凝集し、やはり異常促進をきたす。
③ウェスターグレン管が十分清潔でないと異常促進または遅延をきたす。
④ウェスターグレン管が垂直に保持されていないと沈降速度は促進し、値の読み取りは困難となる。
⑤通常温度補正は必要ないが、一般に室温が高くなるに従って沈降速度は促進することを考慮に入れておく。

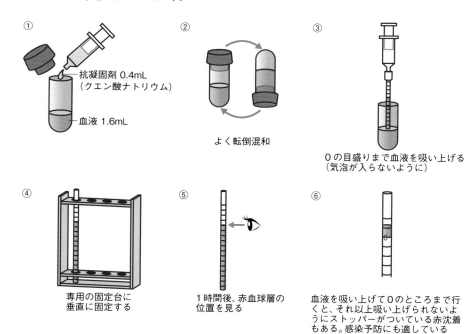

図12-6　赤沈の測定法（ウェスターグレン法）

13

感染予防

感染の成立過程を理解し、スタンダード・プリコーションに沿った感染予防対策をしましょう。

病原微生物が体表面や組織内に定着し、増殖を続けることで生体になんらかの影響を及ぼすことを感染とよびます。しかし、感染したからといって必ず発症するわけでなく、生体と病原体の相互の関係によって病原体の力が増すと発症します。免疫能の低下した患者や高齢者、小児など生体防御能力が低下している場合、通常では感染を引き起こさないような病原力の弱い微生物であっても感染することがあります（日和見感染）。

感染は、「感染の輪」とよばれる6つの要素（病原微生物、宿主、排出口、感染経路、侵入口、感染しやすい宿主）がつながったときにはじめて成立します。したがって、この連鎖の1つを断ち切れば感染は成立しません。

この断ち切るための技術として衛生的手洗いや無菌操作を理解することが大切です。

スタンダード・プリコーション（標準予防策）を行う必要があるのはなぜ？

A ▶▶▶ 患者から医療従事者へ、医療従事者から患者へ、患者から患者への、血液をはじめとする湿性生態物質を介する病原体の伝播を防ぐためです。

感染予防の基本

感染とは、①感染源、②宿主、③排出口、④伝播方法、⑤侵入口、⑥感受性宿主、という構成要因が輪でつながることで成立します（図14-1）。この構成要因のうち、1つでも欠ければ感染は起こりません。つまり、感染予防とはこれらの要因に働きかけ、輪がつながることを防ぐことで、感染経路を断ち切るということです。

感染予防には、スタンダード・プリコーション（標準予防策）と感染経路別予防策があります。スタンダード・プリコーションは医療施設でのすべての患者に適用され、感染経路別予防策は特定の感染症が疑われる患者に対して適用されます。

スタンダード・プリコーション（標準予防策）

すべての人は伝播する病原体を保有していると考え、患者の疾患や病原微生物の種類に関係なく、すべての患者の湿性生体物質である①血液、②汗を除くすべての体液、分泌物、排泄物、③傷のある皮膚、④粘膜との直接接触および付着したもの、との接触が予想されるときに、手袋やマスク、ガウン、ゴーグルなどを使用すること、さらに手洗いをして医療従事者自身の防御を行うものです。

スタンダード・プリコーションの基本

感染症の有無にかかわらず、処置の前後に手洗い・手指消毒を行うことが、感染対策の基本となります。そのほかには、①個人防護具（手袋、マスク、プラスチックエプロンやガウン、アイシールドやゴーグル、フェイスシールド）の使用（図14-2）、②患者に使用した器材の取り扱い、③病室などの環境管理、④リネン類の洗濯、⑤患者の隔離、⑥腰椎穿刺や注射手技、⑦救急蘇生・人工呼吸において、詳細に方法が決められています。

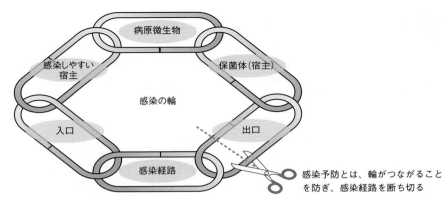

図14-1　感染の成立

感染予防とは、輪がつながることを防ぎ、感染経路を断ち切る

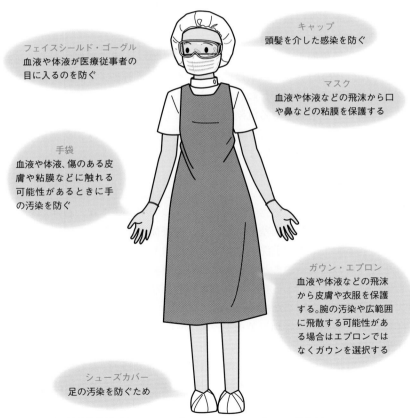

フェイスシールド・ゴーグル
血液や体液が医療従事者の目に入るのを防ぐ

キャップ
頭髪を介した感染を防ぐ

マスク
血液や体液などの飛沫から口や鼻などの粘膜を保護する

手袋
血液や体液、傷のある皮膚や粘膜などに触れる可能性があるときに手の汚染を防ぐ

ガウン・エプロン
血液や体液などの飛沫から皮膚や衣服を保護する。腕の汚染や広範囲に飛散する可能性がある場合はエプロンではなくガウンを選択する

シューズカバー
足の汚染を防ぐため

図14-2　個人防護具(PPE：personal protective equipment)とは

〔職業感染防御研究会：個人用防護具の手引きとカタログ集—職業感染防止のための安全対策カタログ集、第4版、p.19、2011(www.safety.jrgoicp.org)より改変〕

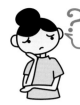

衛生的手洗いを行うのはなぜ？

A ▸▸▸ 医療従事者の手指を介した交差感染から患者を守る
ためです。

手洗いとは

　手洗いには、日常的手洗い、衛生的手洗い、手術時手洗いなどがあります。

①日常的手洗い：石けんを泡立て、15秒間ほど手全体をすり合わせ、流水で洗
い流す方法です。皮膚表面の汚れ、有機物、通過菌（一時的に付着した細菌）の
一部を除去します。

②衛生的手洗い：石けんや抗菌石けんを泡立て、15秒間以上両手の表面全体を
すり合わせ、流水で洗い流す方法です。皮膚表面の汚れ、有機物、通過菌のほ
とんどが除去されます。

③手術時手洗い：衛生的手洗いを行った後に、アルコール擦式製剤のみで消毒を
行う方法（ラビング法）です。以前は抗菌性スクラブ製剤とブラシによるブラッ
シング法やスクラビング法が行われていましたが、ブラッシングによる皮膚損
傷が感染のリスクを増大させる危険性があるとして、現在では手をもみ洗いす
る方法が行われるようになってきました。最近では、指先のみブラッシングを
併用した手洗い法も行われています。

衛生的手洗いとは

　医療従事者の手指は病原微生物の伝播媒体の１つです。つまり、石けんを用い
た手洗いを正しく行うことで交差感染を防ぎ、医療従事者と患者を感染から防御
することができます。衛生的手洗いとは患者の皮膚や粘膜に触れるケアを行う前、
無菌操作を行う前の手洗いのことです。手指の皮膚表面にみられる汚れを除去す
るとともに、感染の原因となる有機物や大腸菌および黄色ブドウ球菌などの通過
菌を除去し、接触感染を防ぐために行うものです。

　2007年にCDC（米国疾病管理対策センター）から勧告された「医療現場におけ
る手指衛生のためのガイドライン」では、石けん（または抗菌石けん）と流水によ
る手洗いに加えて、アルコール擦式製剤（速乾性手指消毒薬）によるラビング法を
推奨しています。手指が目に見えて汚れている場合を除き、この方法は簡便に確
実な除菌を達成できる方法です。

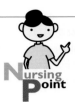

衛生的手洗いの手順は、以下のとおりです（図14-3）。

まず、両手を手首まで流水で十分に濡らし、手のひらに液体石けん（固形石けんは細菌汚染の頻度が高いとされています）をとり、泡立てます。

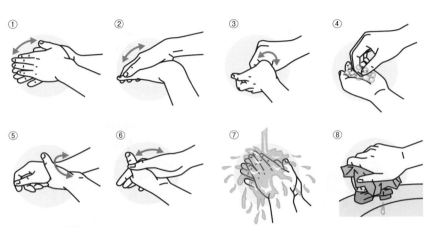

① ② ③ ④

⑤ ⑥ ⑦ ⑧

図14-3　衛生的手洗い

①手のひらと手のひらをすり合わせて洗います。

②手の甲をもう片方の手のひらで洗います。

③親指をもう片方の手で包み、もみ洗います。

④指先をもう片方の手のひらで洗います。

⑤両手首を洗います。

⑥指を組んで指の間もていねいに洗います。

⑦両手の指先を上に向けるようにして、流水で洗い流します。

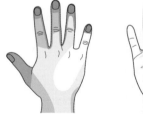

■ 最も洗い残しがある部分
□ 次に洗い残しがある部分

図14-4　洗い残しの部分

⑧ペーパータオルで水気をよく拭き取り、使用したペーパータオルを用いて蛇口を閉めます。

手洗いが不十分になりやすい部位を知っておくことも必要です（図14-4）。洗い残しがないように、手全体を洗うことを心がけましょう。

Nursing
Point

スタンダード・プリコーションにおいて最も基本となるのは、手洗い・手指消毒と、各種の個人防護具 (PPE：personal protective equipment) の正しい使用法です。個人防護具は、湿性生体物質に曝露する可能性があるときには必ず着用する必要があります。

それぞれの着用について、正しい手技で着用するとともに、手洗い・手指消毒→マスク→エプロン・ガウン→手袋というように、着用することも感染予防に必要です。

◆マスク

患者の血液や体液などの湿性生体物質に由来する病原体から医療従事者を守るという目的と、医療従事者の呼気中の微生物による患者の汚染を防ぐ目的でマスクを装着します。薬液の準備、化学療法剤の準備、中心静脈カテーテル留置の介助、創

■装着の手順

①プリーツを下向きにして顔に当てる

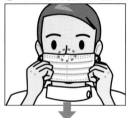

プリーツが上向きだと、ほこりやウィルスをため込む受け皿になってしまう。つける前に、鼻ワイヤーを曲げておくと装着後に隙間ができにくい

②鼻ワイヤーを押さえる

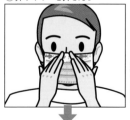

鼻のカーブに沿って、隙間ができないように密着させる

③プリーツを顎まで伸ばす

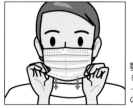

顎の下までマスクを伸ばすことによってマスクと顔面の隙間がなくなる

図14-5　サージカルマスクの着脱方法

■外す手順

表面に触れないように、ゴムバンドをつかんで外す

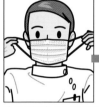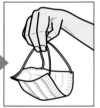

表面は汚染されている可能性があるので、触れない。使用後は感染性廃棄物として処理する

やってはいけないマスクのかけ方

　サージカルマスクから鼻を出したり、顎に引っかけたりしていては、マスク本来の役割を果たすことができません。また、顎の先までおおっていない、鼻ワイヤーをきちんとフィットさせていない、外して片方の耳にかけているなども同様です。また、マスクの表面は汚染されている可能性があり、不用意に表面に触ったり、外したものをポケットに入れて使いまわすことも厳禁です

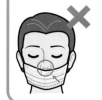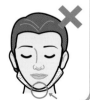

処置、侵襲的処置、手術などでは、飛沫予防策として使用するサージカルマスクや、結核や麻疹、水痘など空気感染する疾患の患者の看護あるいは搬送を行う際に、医療従事者が病原体から守るために使用されるN95マスクがあります。マスクの着脱の方法は、**図14-5**のとおりです。

■手袋

手袋は、医療従事者の手指の汚染を防ぎ、交差感染を防ぐために使用される個人防護具です。スタンダード・プリコーションおいては血液や体液、分泌物、排泄物や患者の創傷、粘膜などに接触する場合には、必ず手袋を着用し、処置後、手袋を外した際に手指衛生を行います。

湿性生体物質や湿性生体部位との接触には未使用の清潔な手袋（非滅菌）を着用し、手術や中心静脈カテーテルの挿入など侵襲的な処置、無菌の組織と接触する場合には、滅菌された手袋を使用します。

手袋をしていても破れたり、手袋内で手の表面の細菌が増殖することもあります。手袋は処置ごとに廃棄・交換するとともに、汚染された表面に触れないように手袋を外します。（**図14-6**）、外した後は必ず手洗い・手指消毒を行います。

①片手で手袋の外側をつまむ
外側をつまんだまま、裏返すように外していく

②内側が外になるように引っ張る
外しながら左手でくるくると丸め、脱いだ手袋を左手で持つ

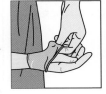

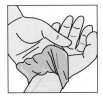

③手袋の内側に指を入れ、残りの手袋も同様に外す
手袋の表面は素手で触らない。先に脱いだ手袋を包み込むようにして、内側が外になるように外す

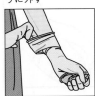
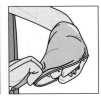

④手袋を破棄し、手洗い・手指消毒を行う。
両手の手袋をひとかたまりにして、専用の廃棄物容器（橙色のハザードマークの容器）に廃棄する。手袋内にあった手が汚染されている可能性もあるため、手洗い・手指消毒を行う

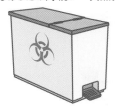

図14-6　手袋の外し方

■エプロン・ガウン

　スタンダード・プリコーションでは、陰部洗浄や入浴介助、気管・口腔吸引、排泄介助やオムツ交換、尿の処置、創処置や瘻孔・ドレーンのケア、ストーマのケアなど、医療従事者の衣類および露出部位が曝露される危険性がある際には、撥水性のディスポーザブル（プラスチック製）のエプロンやガウンを着用します（図14-7）。エプロンを用いる際には、露出しているため上腕の汚染を考慮した適切な手洗いが必要です。また、化学療法剤の準備や汚染したリネンの交換や吐物の処置などでは、ガウンを着用します。

①肩ひもを下に引いてちぎる
肩ひもをちぎり、そのまま上半身の部分を下におろす

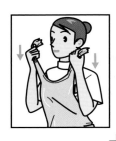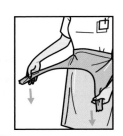

②下半身の部分をクルクルと丸める
表面は汚染されているので、触らないように注意する。汚れが内側にくるように丸める

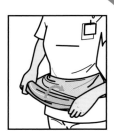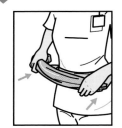

③前に引っ張り、腰ひもをちぎる
小さくまとめて感染性廃棄物として処理する

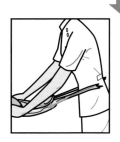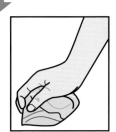

図14-7　エプロンの外し方

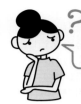

結核が疑われる段階で、部屋を隔離するのはなぜ？

A ▶▶▶ 結核は空気感染によって伝播する疾患であり、患者、医療従事者、家族を介した集団発生を抑える必要があるからです。

結核が疑われる段階での対応

　結核は、結核菌を含む微小飛沫核の吸入による、空気感染（飛沫核感染）を感染経路としています。

　一方、病院内には糖尿病患者や、悪性腫瘍などに対する治療中、免疫抑制剤服用中、外科手術後、高齢者など、いわゆる易感染状態である患者が多数入院しています。外来（救急外来を含め）患者や入院患者のなかでも、咳や痰が2週間以上続くような、結核が疑われる段階では、部屋の隔離（一般患者との隔離）やサージカルマスクの着用、あるいは可能であればHEPAフィルターによる空気濾過が可能な陰圧空調個室（空気感染隔離室）が望ましいとされています。

　また上記の一般患者との隔離の段階で、すばやい結核菌検査が必要とされ、結核菌塗抹検査と結核菌培養検査、および核酸増幅検査などの検査がありますが、結核菌培養は結果が出るまで時間がかかるため、塗抹検査と核酸増幅検査が迅速性に優れています（核酸増幅検査では検出感度は培養検査にやや劣りますが、数時間で結果が得られ、また結核菌と非結核性抗酸菌との鑑別が可能です）。

　結核病床をもたない一般病院を含め、どの病院においても結核患者が受診する可能性があります。前述したように結核は空気感染によって、患者本人以外にも医療従事者や家族を介した集団発生を来たす可能性もあり、患者隔離を含めた対応が必要とされています。

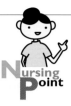

■感染経路別予防策

　感染予防を行うためには、微生物（病原体）の感染経路を知り、その経路を遮断することが重要です。微生物の伝播には、①接触感染、②飛沫感染、③空気感染の３つの経路に分類されています（図14-8）。スタンダード・プリコーションに加えて、早期に感染経路別予防策を実施することで、感染の拡大を防ぎ、患者に対する過剰な隔離を強いることなく、効果的で経済的な感染予防ができます。

| 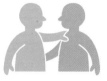
接触感染
直接接触感染

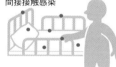
間接接触感染 | 直接接触感染と間接接触感染がある。
・**直接接触感染**：患者の皮膚に直接接触する処置時や患者の体位変換時、入浴介助時など、身体に接触する必要があるケアのときに伝播
・**間接接触感染**：患者の環境のなかで汚染された患者の持ち物、着衣、ベッド柵、テーブル、ドアノブなどに触れることで伝播
【主な感染源】
多剤耐性菌（MRSA、VRE）、腸管出血性大腸菌（O-157）、ロタウイルス、ノロウイルス、疥癬、単純ヘルペスウイルス、アデノウイルスなど
【予防策】
①個室隔離、あるいは集団隔離
②入室時は手袋・ガウンの着用。退室時に外し、手指消毒を行う
③聴診器などの物品は、専用のものにする
④患者が触れるもの（ベッド柵やオーバーテーブルなど）は、１日１回以上消毒する
⑤移動は制限する |

| 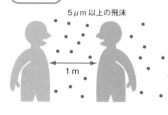
飛沫感染
5μm以上の飛沫
1m | 主に咳やくしゃみ、会話、あるいは吸引や気管支鏡検査などの医療行為中など、患者と近い距離で伝播する
【主な感染源】
インフルエンザウイルス、ムンプスウイルス、風疹ウイルス、マイコプラズマ、溶レン菌、など
【予防策】
①個室隔離、もしくは集団隔離の場合は１m離す
②１m以内で作業する場合は、サージカルマスクを着用
③患者が室外に出る際は、サージカルマスクを着用 |

| 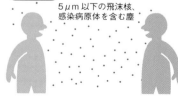
空気感染
5μm以下の飛沫核、
感染病原体を含む塵 | 5μm以下の飛沫核や感染病原体を含む塵が飛散することにより起こる
【主な感染源】
結核菌、水痘ウイルス、麻疹ウイルス
【予防策】
①空気感染隔離室（病室内陰圧、１時間に６回の換気、院外への排気かHEPAフィルターでの濾過）
②入室時は、N95マスクを装着
③患者が室外に出る際は、サージカルマスクを着用 |

図14-8　感染経路別予防策

滅菌手袋を装着する際にも衛生的手洗いを行うのはなぜ？

A ▸▸▸ 手袋を装着する際に滅菌手袋が汚染されたり、微生物が通過してしまう可能性があるためです。

手袋装着の意味とは

　スタンダード・プリコーションでは、血液や体液、分泌物などに接触する場合に手袋を着用し、処置後手袋を取った後、手指衛生することを推奨しています。さらに、血液などが飛散する恐れのある場合にはガウンやマスクも着用します。なかでも侵襲的な処置を行う際には、衛生的手洗いを行った後、手袋を着用します。外科的処置や中心静脈カテーテルの挿入など無菌操作を行う場合には、滅菌手袋を着用します。

滅菌手袋の装着時の手洗いの意味とは

　滅菌手袋を着用する前に衛生的手洗いを行うのは、手袋を着用する際により手袋が汚染されることを防ぐためです。

　また、使用後の手袋では、ビニール手袋で4.1％、ラテックス手袋で2.7％に目

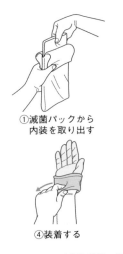

①滅菌パックから内装を取り出す

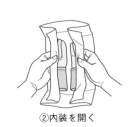

②内装を開く

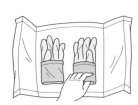

③折り返し部分を持つ

④装着する

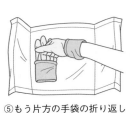

⑤もう片方の手袋の折り返し部分を持つ

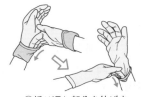

⑥折り返し部分を伸ばす

図14-9　滅菌手袋の装着

に見えるピンホールが生じていたとの報告もあります*。衛生的手洗いをしていない場合、このピンホールから病原微生物が通過し、汚染の危険性が生じます。

　滅菌手袋を装着する方法は、まず衛生的手洗いを行い、ペーパータオルで十分に水分を拭き取り、滅菌手袋のサイズや使用期限、破損・浸潤の有無を確認をします。そのうえで、図14-9の手順によって装着します。

*Korniewicz DM, Laughon BE, Butz A, Larson E.：Integrity of vinyl and latex procedures gloves. Nurs Res 1989；38：144-146.

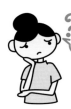

無菌操作を行うのはなぜ？

A▶▶▶　滅菌された器材の滅菌状態を保ち、感染を拡大させないためです。

無菌操作とは

　使用する物品や使用部位を無菌状態に保ちながら操作することを無菌操作といいます。滅菌された物品や部位に触れる手や器械・器具などは無菌であり、清潔・不潔のエリアを厳重に区別し、病原微生物の侵入や接触感染を防ぐことが目的で行われます。

無菌操作でのポイントとは

・実施前には、必ず衛生的手洗いをし、マスクを装着します（図14-5参照）。
・使用前に滅菌物品の有効期限や破損・浸潤の有無を確認します。
・いったん取り出した滅菌物をもとに戻してはいけません。
・一度開封してから時間が経過したものは、不潔とみなして使用してはいけません。
・滅菌物は使用直前に開封し、滅菌物が空気に触れる時間をできるだけ短くします。
・滅菌物の上での操作を行わず、不潔なものとの接触を避けるようにします。たとえば、滅菌パックから取り出す際には、外装に触れないように真っすぐ取り出し、鑷子先端は常に下を向けておきます（図14-10）。
・接触を避けるために、清潔で十分な広さのある場所で行い、会話を行わない。
・滅菌物を取り扱う場所の清潔を保ちます。
・滅菌物が濡れた場合や汚染された疑いのある場合は、汚染物として取り扱いま

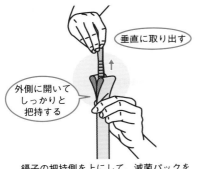

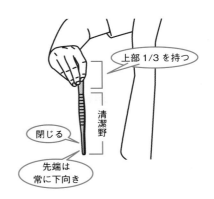

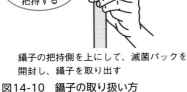

鑷子の把持側を上にして、滅菌パックを
開封し、鑷子を取り出す

図14-10　鑷子の取り扱い方

す。
・汚染されたものは、誰が見ても汚染物だとわかるようにして処分します。

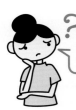

**消毒用綿球を渡すとき、相手の鑷子より
高い位置で渡すのはなぜ？**

A ▸▸▸ 受け取る側が綿球の下部をつかむことで、不潔にな
る可能性を避け、清潔を保持するためです。

消毒用綿球の受け渡し

　ディスポーザブル容器（消毒薬含有綿球入り）の有効期限と内容物を確認したの
ち、綿球の上端をつかんで取り出します。このとき、把持している綿球を水平よ
り上に持ち上げてはいけません。なぜならば、綿球に含まれている消毒薬が鑷子
の上部や先端部をを行き来して、不潔になる可能性があるからです。
　綿球を受け取る側の鑷子は患者の創傷部位に直接接する可能性もあり、不潔物
として扱う必要があります。無菌操作では、滅菌物の上での操作をしないという
原則があります。したがって、綿球を受け取る場合、渡す側がつかんでいる綿球
の下をもちます。このとき、相手側の鑷子に触れないようにします（**図14-11**）。

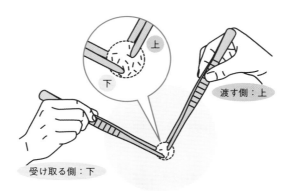

図14-11　消毒用綿球の受け渡し

上

下

渡す側：上

受け取る側：下

押さえておこう

万能つぼを使用した消毒薬が含まれた綿球の管理では、消毒薬が揮発して綿球が乾燥し消毒効果が得られなかったり、低水準の消毒薬を使用した場合、セラチア菌や緑膿菌などによる汚染などの感染リスクがあります。現在では、綿球入りの滅菌パックに消毒薬を注いで使用する方法や、はじめから消毒薬が含有されている綿球パックの使用、さらには消毒薬が含まれている綿棒が使用されるようになってきています。

■消毒薬付き綿棒

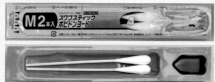

1本ずつの包装で使い切りタイプ。使用前に包装の先端にあるポビドンヨードを綿棒に浸潤させる
（リバテープ製薬）

■消毒薬付き綿球

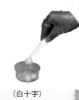

（白十字）

必要に応じて消毒液をカップに注ぎ、綿球を作成する

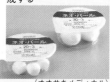

（オオサキメディカル）

図14-12　消毒用綿棒と綿球

救命救急処置

患者の急変に際して、他の医療スタッフと協力してただちに救命救急処置ができるように知識と技術の理解を深めましょう。

救命救急センターに運ばれてくる患者だけでなく、入院患者の急変時には、患者の反応や呼吸の有無を把握し、患者の状態を的確に評価して、心肺蘇生や止血などの必要な救命救急処置を行わなければなりません。心停止など生命の危機的状況に陥った患者に対しては、呼吸と循環をサポートする一連の処置として胸骨圧迫および人工呼吸による心肺蘇生と、AED（automated external defibrillator：自動体外式除細動器）を行います。

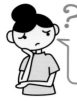

受持ちの患者の様子がいつもと違い、ぐったりしています。どのように対応したらよいですか？

A ▶▶▶ "ABC-OMI"で対応します。

ABC-OMIとは

　患者の急変時の対応の手順として、まずはABCの順に観察を行い、緊急性が高い場合にはOMIを実施します。

・ABCとは
　A＝air way（気道）
　B＝breathing（呼吸）
　C＝circulation（循環）
・OMIとは
　O＝oxygen（酸素投与）
　M＝monitor（モニター装着）
　I＝intravenous（IV）infusion（静脈ルート）

気道（air way）を確認しよう

　まずは、気道が開いていることを確認します。声が出れば、気道は開いていると判断できます。痰や吐物などでゴロゴロと音がしているような場合は、吸引して気道を確保しましょう。

呼吸（breathing）を観察しよう

　次に、呼吸の確認と補助呼吸が必要かどうかをみます。患者の呼吸にあわせて呼吸をしてみましょう。おおまかに速いか、遅いかがわかります。

　呼吸音、呼吸パターンについても学習しておきましょう（p.49）。頻呼吸（25回/分以上）の原因としては、低酸素血症、アシドーシス、発熱、痛みなどがありますが、ショックの徴候である可能性もあるので注意が必要です。除呼吸（12回/分以下）の場合は、鎮静薬の影響やアルカローシス、脳圧亢進などの可能性があります。

　あわせて呼吸パターンの観察もしましょう。また、呼吸停止寸前かもしれません。その場合はバッグバルブマスク（p.230）による呼吸の補助を行いましょう。

♯押さえておこう

▶呼吸数を数えましょう

こんなやりとりを耳にしたことはありませんか？

新人看護師：「患者さんの具合が悪いように思います。体温は37.6℃、脈拍は108回/分、血圧は126/54mmHg、SpO₂は96％です」

先輩看護師：「呼吸数は？」

新人看護師：「あっ、数えてはいませんが、SpO₂は96％あるので問題ないと思います！」

・・・・・・・

皆さんは呼吸数を数えていますか？

バイタルサインのなかでも呼吸数は重要なサインです。身体の異常時に、脈拍や血圧、体温などのバイタルサインよりも早い時点で異常値を示します。

頻呼吸の原因はいくつもありますが、その原因の1つで忘れてはいけないのは**「代謝性アシドーシスの呼吸性代償」**です。人間が正常な体の機能を営むためには血液のpHが7.4あたりで保たれる必要があります。急変患者は代謝性アシドーシス（pH7.35より低い値）になっていることが多く、それをpH7.4に頑張って戻そうとして、頻呼吸になっている可能性があります。アシドーシスは心停止に至る致死的状態であるため、ただちにそれに対応する必要があるのです。

▶なぜアシドーシスの代償で頻呼吸になるのか？

$$CO_2 + H_2O \rightarrow H^+ + HCO_3^-$$

この式で表されるとおり、二酸化炭素（CO_2）はH^+（酸）を放出する酸性物質であるといえます。酸性に傾いた（アシドーシスとなった）身体を中和させるために、呼吸数を増やすことによって酸性物質であるCO_2を排出して減らそうとするのです。

循環（circulation）をチェックしよう

A（気道）、B（呼吸）の次に、血圧、脈拍をみます。

一般的には、収縮期血圧90mmHg以下、または200mmHg以上は注意が必要です。若い女性などで、普段から収縮期血圧が80mmHg台という人もいると思いますので、90mmHg以下だから異常というわけではありません。しかし、血圧が90mmHgで、脈拍が120回/分（頻脈）であったとすると異常な状態です。「収縮期血圧÷脈拍」（ショックインデックス）が1より低くなる場合はショックである可能性が高いです。ただちに先輩看護師や、医師に報告しましょう。

まずは、橈骨動脈に触れてみましょう。脈拍が触知できなかったり、微弱に触れる状態であれば、収縮期血圧80mmHg以下である可能性が高いです。

血圧が高すぎる場合（高血圧）に関しては、それ以外の症状、たとえば、意識障害、胸痛、頻呼吸、呼吸困難などを伴う場合は要注意です。ただちに先輩看護師や、医師に報告しましょう。

ABCの次はOMI

以上のようにABCを観察し、異常だと判断したら、OMIが合言葉です。酸素投与（oxygen）、モニター（monitor）、静脈ルートをとるための点滴（IV infusion）の準備をしましょう。

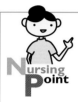

◆ショックを見逃さないようにしよう！

ショックとは、「全身の循環障害により血流が維持できなくなり、臓器が酸素不足になることにより生体機能に異常が生じる病態」です。単に血圧が低いことではありません。患者の状態が悪そうなときは以下のショック兆候を頭において観察しましょう。

①意識状態が悪い。興奮していたり、不安がっていたりいつもと様子が違う。
②呼吸数の増加（20回/分以上）
③尿量の減少（30mL/時間以下）
④体温の低下（36℃以下）、もしくは発熱（38℃以上）
⑤ショックインデックス（収縮期血圧÷脈拍）＜1
⑥四肢の冷感、網状皮斑（図15-1）がみられる。

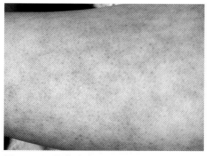

図15-1　網状皮斑
膝の皮膚によくみられる。

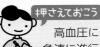

押さえておこう

　高血圧に関して、患者が「ただちに降圧治療を開始しなければ臓器障害が急速に進行し、致命的になりうる状態（高血圧緊急症）にある」ことを見逃してはいけません。その場合の血圧の目安は拡張期血圧が120mmHg以上です。

・**主な高血圧緊急症と観察ポイント**

①**高血圧性脳症**：血圧上昇により脳血流の自動調節能が破綻し、血管性浮腫が起こり頭蓋内圧が亢進する。

②**脳血管障害**：脳梗塞やクモ膜下出血など。

➡意識状態、不穏、けいれん、麻痺などに注意

③**高血圧性急性左心不全**：血圧が高いと、心臓はより高い圧力をかけて血液を送り出さなければなりません。血圧が高くなりすぎたために、血液を十分送り出せず、その上流にある肺がむくんだ状態（肺水腫）

④**急性冠症候群**

⑤**大動脈解離**

➡血圧の左右差、脈拍、呼吸数、SpO_2、呼吸困難、胸痛や腰痛などに注意

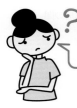

？ 患者の意識がありません。どうしたらよいですか？

A ▶▶▶ まずは人を呼び、呼吸、脈の確認をします。脈が触れなければ胸骨圧迫を始めましょう。

急変時の対応に必要なものは

　急変対応には人手が必要です。「○○さんの意識がありません。誰か来てください！」と人を呼びましょう。そして、来てくれたスタッフに、「救急コールをお願いします。救急カート、モニター、除細動器（またはAED）を持ってきてください」とお願いしましょう。

必要な人員や物品がそろうまでの間にできること

　自分はその場を離れてはいけません。すぐに患者が呼吸をしているか、脈があるかを確認します。脈は頸動脈を触れて確認します。脈が触れなければ心停止と判断し、すぐに胸骨圧迫を始めましょう（JRC蘇生ガイドライン2020）。

呼吸と脈の確認方法

　5秒以上10秒以内で、呼吸と脈の確認を同時に行います（**図15-2**）。

　呼吸の確認は、片手で頸動脈を触れつつ、胸が上がっているかどうか確認します。死戦期呼吸（しゃくりあげるような、途切れ途切れの呼吸）のような、普通と違う呼吸は「呼吸なし」と判断します。呼吸の補助が必要となります。

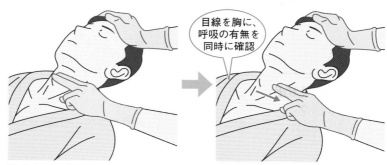

目線を胸に、呼吸の有無を同時に確認

頸動脈は、まず示指と中指を気管の位置に置き、そこから手前へすべらせて気管と筋の間の溝で触知する
図15-2　急変時の呼吸と脈の確認方法

押さえておこう

　頸動脈を触れる練習を必ず自分の身体や、友人同士で行ってください。おそらく皆さんが思ったところで脈は触れないのではないでしょうか。思ったより喉に近いところで触れることがわかると思います。

　そして、「意識がありません！」から、呼吸、脈の確認までの流れを、人形などを使って実際に行ってみてください。呼吸、脈を確認する10秒間は意外と長いです。落ち着いて確認しましょう。

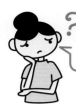

急変時の脈はどうして頸動脈でみるのですか？

A ▶▶▶ 血圧が低いときに、最も触れやすい部位だからです。

頸動脈が触れる目安の血圧は

皆さんが通常脈をみている橈骨動脈は、収縮血圧が80mmHg以上ないと触れません。それに比べて頸動脈は60mmHgで触れるので、急変時は患者の血圧が低いことを想定して最も触れやすい頸動脈で観察します。

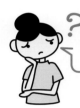

心停止の患者の救命に大切なことは何ですか？

A ▶▶▶ 質の高いCPRをできるだけ早く始めることです。

CPRとは

心肺機能が停止している人に行う、胸骨圧迫や除細動、人工呼吸などの心肺蘇生法（cardio pulmonary resuscitation）のことです。

心停止のときにCPRなしでは、CPRありと比べてどれくらい生存退院率が下がるか

図15-3のように刻一刻と予後は悪くなってしまうので、一刻も早い質の高い胸骨圧迫と、除細動が大切です。

押さえておこう

頸動脈が触れる場合 ➡ 収縮期血圧が60mmHg以上
大腿動脈が触れる場合 ➡ 収縮期血圧が70mmHg以上
頭骨動脈が触れる場合 ➡ 収縮期血圧は80mmHg以上

「頸動脈は触れるけど、大腿動脈が触れない」という場合、収縮期血圧は60〜70mmHgであることが考えられます。

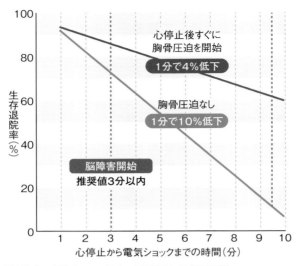

図15-3　電気ショックまでの時間と生存退院率
（https://www.ak-zoll.com/aed/img_about04.jpgより検索）

質の高い胸骨圧迫とはどのように行うか

　胸の真ん中を強く（少なくとも５cm）、速く（１分間に100〜120回）押し、押した胸郭が毎回完全にもとに戻るようにします。これを絶え間なく行う必要があります。脈が触れないと判断したら、ためらわずに胸骨圧迫を始めましょう。

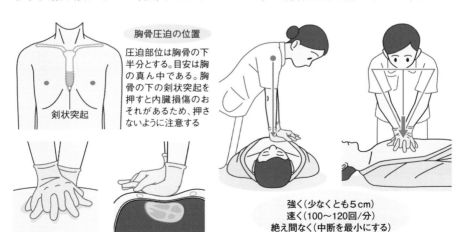

図15-4　胸骨圧迫の方法

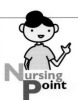

少なくとも５cm沈むように押す　→　その深さをイメージできますか？

　全力で押すとそのくらいになります。ですから、疲れてくると容易に浅くなってしまい、質の悪い胸骨圧迫となってしまいます。質のよい胸骨圧迫を続けるために疲れたら他のスタッフに交代してもらうことが大切です。

１分間に100〜120回の胸骨圧迫　→　その速さをイメージできますか？

　"アンパンマンのマーチ" "ドラえもん" "世界に一つだけの花"などの歌を心の中で歌いながら胸骨圧迫をするとわかりやすいです。

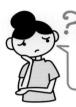

心臓が動いていたのに、心停止と判断してしまい、胸骨圧迫をしたらどうなりますか？

A▶▶▶　問題はありません。頸動脈が触れているかどうか迷ったら、触れないと判断し、ただちに胸骨圧迫を始めましょう。

胸骨圧迫の役割は

　胸骨圧迫は心停止だけでなく、患者の心拍が十分でない場合の補助の役割もあるのです。つまり胸骨圧迫は心停止に対してのみ行うものではありません。

頸動脈が触れているかどうかの判断は難しい

　頸動脈が触れているかどうかは、かなり慣れている専門家でも判断を間違うことがあるものです。迷ったら、脈がないと判断し、ただちに胸骨圧迫を行いましょう。もし十分に心臓が動いているのに胸骨圧迫をしたら、された方は怒り出すでしょう。そのときは謝罪し、やめればいいのです。

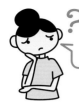

胸骨圧迫が必要な心電図にはどんなものがありますか？

A▶▶▶ 心静止、PEA、VF、pulseless VTの4種類です。

実際の心停止波形は

モニターが準備できたら、すぐに波形を確認しましょう。心停止と判断するのは、①心静止(asystole)、②無脈性電気活動(PEA：pulseless electrical activity)、③心室細動(VF)、④無脈性心室頻拍〔pulseless(脈なし)VT〕の4種類です(図15-5)。

これらはいずれも、波形があっても有効な血液の拍出がなく、胸骨圧迫が絶対必要です。普通の波形に見えたとしても、脈が触れなければPEA(心臓の電気信号のみで、有効な心拍出がない状態)と判断します。

除細動とは

除細動とは、重篤な不整脈が発生したとき、強い電流を心臓に流して、不整脈を起こしている電気的な活動を停止させ、心臓のリズムをもとに戻す方法です。除細動が必要な波形を見たら一刻も早く除細動を行いましょう。

除細動が必要な心電図波形は、心停止の4種類のうち、心室細動(VF)、無脈性心室頻拍(pulseless VT)の2種類です。

急変時の対応

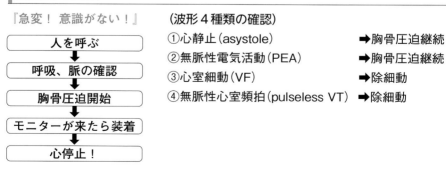

『急変！ 意識がない！』

```
人を呼ぶ
  ↓
呼吸、脈の確認
  ↓
胸骨圧迫開始
  ↓
モニターが来たら装着
  ↓
心停止！
```

(波形4種類の確認)
①心静止(asystole)　　　　　　　➡胸骨圧迫継続
②無脈性電気活動(PEA)　　　　　➡胸骨圧迫継続
③心室細動(VF)　　　　　　　　　➡除細動
④無脈性心室頻拍(pulseless VT)　➡除細動

除細動が準備できるまでの間は絶え間ないCPRが必要です。この間で救急カートが来たら、呼吸の補助、点滴ルートの確保を行います。

①**心静止→**除細動は不要です。ただちに胸骨圧迫を始めましょう。

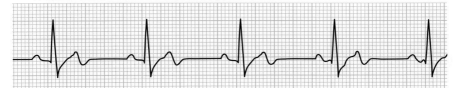

②**無脈性電気活動（PEA）：**心電図は正常波形のようにみれるが、脈拍が触れない状態
　→心臓の電気活動のみあり、有効な心拍出量はない状態です。
　→除細動は不要です。ただちに胸骨圧迫を始めましょう。

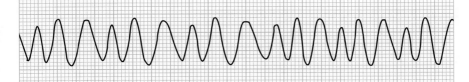

③**心室細動（VF)→**除細動が必要です。

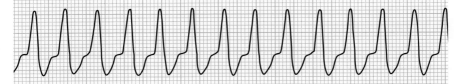

④**心室頻拍〔pulseless（脈なし）VT〕：**脈が触れないのを確認しましょう→除細動が必要です。

図15-5　心停止の心電図

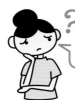

心室細動（VF）、無脈性心室頻拍（脈なしVT）の場合には一刻も速い除細動が必要です。医師の到着を待っている時間はありません。除細動器の場合、通常モードでは除細動をかけるかどうかは自身が判断しなければなりません。医師の到着が遅いなどの場合で、その判断が難しい場合は、除細動器をAEDモードで作動させることが可能です。

施設により、看護師判断で行ってよい範囲が違うかもしれません。いざというとき、最大限の介入ができるよう、その施設で可能な処置を確認し、きちんと動けるよう日ごろより除細動器やAEDを使う練習をしておきましょう。

患者のそばには私1人しかいません。人工呼吸はしますか？

A ▶▶▶ 一人のときは人工呼吸は行いません。

人がまだ集まらない！　できることは？

質のよい胸骨圧迫（強く、少なくとも5cm）、速く（1分間に100〜120回））を続けましょう。

人と救急カートが来ました。することは？

モニター装着、人工呼吸、静脈ルートの確保を行いましょう。

人工呼吸の方法は

2人以上の人が集まり、バッグバルブマスクが準備できたら始めましょう。図15-6のように患者の頭部を後屈させ、マスクを鼻と口にぴったりと当て、30回の胸骨圧迫、2回の人工呼吸をくり返します。

胸骨圧迫		人工呼吸
1分間に100〜120回のテンポで、30回圧迫 5cm以上沈むくらいに、真上から直角に押す	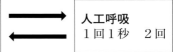	1回1秒　2回

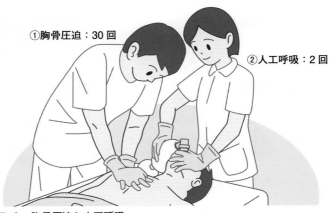

①胸骨圧迫：30 回

②人工呼吸：2 回

図15-6　胸骨圧迫と人工呼吸

◆マスクフィッティング

　空気が肺にしっかり入るように、患者の頭部を後屈させ、EC法でマスクを空気が漏れないよう顔にぴったりと当てつつバッグバルブマスクを押さなければなりません。

　EC法とは、マスクを保持した手の中指から小指までを「E」、母指と示指を「C」の形にして行うマスクフィッティング法です（図15-7-ⓐ）。小指を患者の下顎角に当てて、下顎骨を上に突き上げるようにして下顎を挙上させて行います。

　これを1人で行うのは難しいので、マンパワーが許せば図15-7-ⓑのように、右手と左手でそれぞれ「EC」の形をつくってマスクに添え、1人で実施する際と同様に下顎角に小指を当て下顎骨を挙上させ、もう1人がバッグバルブマスクを押すようにするとよいです。慣れないと難しいので、日ごろより人形を使って練習しておきましょう。

◆マスク換気

　人工呼吸をするとき、どうしても一生懸命バッグバルブマスクを押してしまいますが、多くの空気を送ると、胃に空気がたくさん入ってしまい嘔吐させてしまう可能性があります。また、入れすぎた空気で胸腔内圧が上昇し、心臓に血液が戻りにくくなり血流が悪くなる可能性もあります。

　人工呼吸は1回1秒、軽く胸が上がる程度の空気を送ります。バッグバルブマスクを軽く押す感覚を人形を使って覚えましょう。

Nursing Point

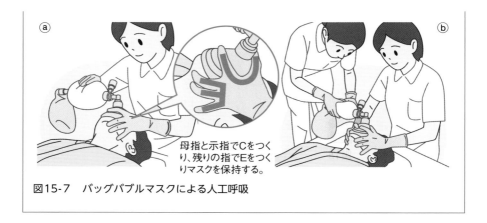

母指と示指でCをつくり、残りの指でEをつくりマスクを保持する。

図15-7　バッグバブルマスクによる人工呼吸

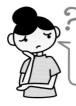

？　患者が中心静脈カテーテルを自己抜去してしまい、挿入部から出血しています。どうしたらよいですか？

A ▸▸▸　出血しているところを圧迫しましょう。

止血時の圧迫のポイント

　ガーゼなどを使うと、止血ポイントを効果的に圧迫できないので、手袋をつけた指で直接押さえます。

　カテーテル挿入部の皮膚の穴と血管の穴の位置にはずれがあります（図15-8）。皮膚の穴の位置から血管に沿って示指、中指、薬指を使って押さえ、血管の穴をふさぐように圧迫します。血管の穴が効果的に圧迫できれば出血は止まります。

　皮膚の穴からの出血が止まっていること、皮下血腫が大きくならないことを確認しましょう。5分から10分間は圧迫し、止血を確認してから密閉性の高いドレッシング剤を24時間貼っておきます。皮膚の穴と血管の穴のずれは、末梢の点滴ラインを抜くときも同様です。血管の穴を押さえるようにしましょう。

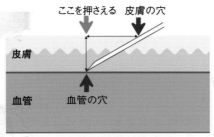

ここを押さえる　皮膚の穴

皮膚

血管　血管の穴

図15-8　皮膚の穴と血管の穴のずれ

押さえておこう

▶中心静脈カテーテル抜去後に起こりやすい空気塞栓症

　中心静脈カテーテルを自己抜去した患者の抜去部を押さえていたら、話しかけても答えなくなり、血圧が70mmHg台、SpO₂ 82％に低下してしまいました……というようなときは空気塞栓症が起きた可能性があります。

　中心静脈は胸腔内にあるため、カテーテルを抜去した際に、呼吸で陰圧になって空気を血管内に引き込み空気塞栓を発症したと考えられます。

▶空気塞栓症とは

　空気塞栓症は、空気が静脈から右心系に入り、それが肺動脈に詰まることで起こります。右心で血液が滞り、右心圧が上昇することで心室中隔を圧排し、左室の心拍出量が低下してショックに至ることもあります。また、静脈に入った空気が多量だと、空気が肺で吸収されきれず左心系に移動し、脳梗塞や心筋梗塞を起こす可能性もあります。

▶中心静脈カテーテルの抜去時は必ず仰臥位で行う

　空気塞栓は中心静脈カテーテル挿入時も、抜去時にも起こります。抜去時に発生した空気塞栓による死亡事例も報告されています。空気塞栓は座位や頭部挙上でカテーテルを抜去した際に起こることが多いため、医療者によるカテーテル抜去の際は必ず仰臥位で行い、密閉性の高いドレッシング剤を24時間貼っておきます。

　もし皆さんが、医師が頭部挙上した状態で中心静脈カテーテルを抜去しようとするような"うっかり場面"を見つけたら、「仰臥位でお願いします」と声かけをしましょう。

直接圧迫止血法とは

　出血部位を直接押さえることで止血をする方法です。どんな出血でもまずはこれを行います。

間接圧迫止血法とは

　出血部位よりも上流（中枢側）の血管を圧迫することで止血する方法です。直接圧迫止血法で止血が困難な場合などに間接圧迫止血法を行います。

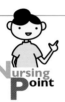

◆**直接圧迫止血法**
　スタンダードプリコーションを実施し、出血部位を押さえます。出血部位が広い場合はガーゼなどで出血部位を覆い、手全体で圧迫する。可能であれば出血部を心臓より高い位置にします（図15-9）。
　止まらない場合は体重をかけて押さえます。5分間程度押さえたら、そっと圧迫を緩めて出血が止まっているか確認します。止まっていなければ、再度押さえつつ医師を呼びましょう。

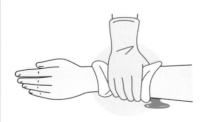

可能であれば、出血部を心臓より
高い位置にする。

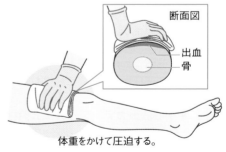

断面図

出血
骨

体重をかけて圧迫する。

図15-9　直接圧迫止血法

◆**間接圧迫止血法**
　出血部位の上流（中枢側）の動脈を片手、または両手で押さえます（図15-10）。可能な場合は直接圧迫法の併用も効果的です。以下のように用手で行う場合と、止血帯やタニケットカフを使用する方法もあります。

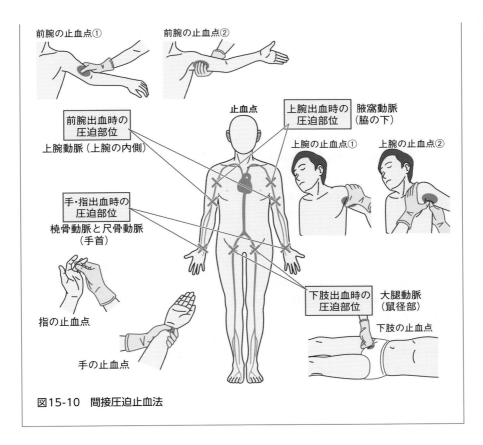

前腕の止血点①

前腕の止血点②

止血点

上腕出血時の
圧迫部位　腋窩動脈
（脇の下）

上腕の止血点①　上腕の止血点②

前腕出血時の
圧迫部位
上腕動脈（上腕の内側）

手・指出血時の
圧迫部位
橈骨動脈と尺骨動脈
（手首）

指の止血点

手の止血点

下肢出血時の
圧迫部位　大腿動脈
（鼠径部）

下肢の止血点

図15-10　間接圧迫止血法

参考文献

本書をつくるにあたって、下記の書籍を参考にさせていただきました。
著者の先生方、出版社に対して深謝いたします。

1）阿部正和：看護生理学、第2版、メヂカルフレンド社、1985

2）岩瀬善彦編：やさしい生理学、南江堂、1995

3）貴邑冨久子、根来英雄：シンプル生理学、南江堂、1999

4）岡安大仁、道場信孝：バイタルサイン、JJNブックス、医学書院、1988

5）日野原重明ほか：バイタルサイン、医学書院、1985

6）戸倉康之編：注射マニュアル、エキスパートナースムック−セレクト、照林社、2004

7）氏家幸子編：臨床看護技術の実際、中央法規出版、1985

8）高木永子監修：看護過程に沿った対象看護、第5版、学研メディカル秀潤社、2018

9）佐藤エキ子ほか編：スキンケア、JJNスペシャル13、1989

10）日野原重明：名医が答える血圧教室Q&A、中央法規出版、1990

11）三村邦裕ほか：臨床検査総論、第3版、臨床検査学講座、医歯薬出版、2010

12）阿曽洋子、井上智子、氏家幸子：基礎看護技術、第7版、医学書院、2011

13）坪井良子、松田たみ子編：考える基礎看護技術Ⅱ-看護技術の実際、第3版、ヌーベルヒロカワ、2006

14）川島みどり：目でみる患者援助の基本、第2版、医学書院、1985

15）川島みどり監修：ビジュアル基礎看護技術、照林社、2007

16）鈴木定：医師とナースのための褥瘡診療指針、第2版、医学書院、2003

17）山口瑞穂子編著：新訂版　看護技術講義演習ノート、上・下巻、サイオ出版、2015

18）藤野彰子、長谷部佳子、間瀬由記編著：新訂版　看護技術ベーシックス、第2版、サイオ出版、2017

19）江口正信編著：新訂版　検査値早わかりガイド、第3版、サイオ出版、2018

20）高木康編著：新訂版　看護に生かす検査マニュアル、第2版、サイオ出版、2016

21）職業感染防御研究会：個人用防護具の手引きとカタログ集—職業感染防止のための安全対策カタログ集、第4版、2011（www.safety.jrgoicp.org）

22）医療情報科学研究所編：看護技術がみえるVol.2、臨床看護技術、メディックメディア、2014

23）医療情報科学研究所編：看護技術がみえるVol.1、基礎看護技術、メディックメディア、2013

24）安藤郁子：根拠と写真で学ぶ看護技術2、観察・処置を支える援助、中央法規出版、2011

25）種池礼子他：パーフェクト看護技術マニュアル、照林社、2005

26）村中陽子編：学ぶ・試す・調べる看護ケアの根拠と技術、第2版、医歯薬出版、2013

27）堀良子編：基礎看護技術2、体位変換・移動・感染予防、医歯薬出版、2014

28）任和子ほか：基礎看護学3、系統看護学講座専門分野Ⅰ　基礎看護技術Ⅱ、第18版、医学書院、2021

さくいん

欧文

ABC 220
AED 223
BMI 108
CDC 208
COPD 148、155
CPR 225
DESIGN-R 143
DPI 158
HIV 191
in-out 112
IPC 207
MDI 158
NPPV 155
OMI 220
PaO₂ 51
PDE 96
PEA 228
PPE 207、210
PT-GVHD 185、191
pulseless VT 228
RB 170
SB 170
SpO₂ 51
VF 228

和文

あ行

Rh式血液型 187
アクロマイシン 163
アシドーシス 221
圧受容体 70
アドヒアランス 161
アネロイド式血圧計 58
アルコール綿 172
アルブミン法 188
アレルゲン検出 170
胃－結腸反射 96
意識障害 11
EC法 231
1回換気量 46
溢流性尿失禁 83、85
いびき音 49
医薬品の形状 165
陰圧空調個室 217
インスピロン酸素吸入用ヒーターネブ
ライザー 152
インスリン 194
咽頭期（嚥下） 109
陰部神経 76、94
ウィーズ 49
ウインドウ期 191
ウエスターグレン法 203
ウォームショック 32
ウォッシュクロス 127
うつ熱 30
うなずき嚥下 110
衛生的手洗い 208、209
栄養所要量 108
ABO式血液型 187、190

NPUAP分類 143
腋窩温 12、14
腋窩検温 19
壊死 142
エストロゲン 23
エネルギー所要量 108
エプロン 210
嚥下 6、95、99、110、112、113、115、116
——のメカニズム 109
嚥下反射 109、110、112
延髄の呼吸中枢 48
横隔膜 44、53
嘔吐反射 115
悪寒 25
オムツ 83
温中枢 9
温熱性発汗 26

か行

外肛門括約筋 92
外呼吸 44
潰瘍 142
外肋間筋 44
ガウン 216
拡張期血圧 39、55、59、68、70、71、73
過呼吸 49
加湿器 7、150、152、153
ガス交換 44
滑液包炎型褥瘡 144
化膿性骨髄炎 145
可避尿 113
過敏性腸症候群 100
下腹神経 76
カプセル剤 165
カルシウム拮抗剤 164
換気不全型呼吸不全 149
間歇性尿失禁 94
間欠熱 30
渙散 30
乾性ラ音 48
間接圧迫止血法 234
感染経路別予防策 206、214
感染症のスクリーニング 191
感染の成立 207
感染予防の基本 206
浣腸 100-106
浣腸液の温度 105
寒冷反応 30
起座位 53
器質性便秘 92、93、98
義歯の取り扱い 130
キシロカインゼリー 105
基礎体温 22、23
基礎代謝 21、24、38、39、108、194
気道 220
機能性尿失禁 83、85
機能性便秘 92
救急カート 223
吸息ニューロン 44
吸入 148

急変時の対応 223
胸骨圧迫 223、225-228、230、231
起立性低血圧 70
筋肉内注射の部位 174
筋肉内注射 7、169、170、171、173、176、178、179、199
空気感染 211、213、214
空気感染隔離室 213、214
空気塞栓症 233
偶発性低体温症 32
クームス法 188
クーリング 30
クエン酸ナトリウム 202
クスマウル呼吸 49
駆血帯 8、195、196、198
クラークの点 174
車いす 138
——の配置 140
グレープフルーツジュース 164
クロルヘキシジングルコン酸塩 173
Kポイント刺激 130
経管栄養チューブ 113、115
経管栄養の副作用 114
経口薬剤 167
頸動脈 225
頸動脈小体 148
頸動脈洞反射 48
稽留熱 30
痙攣性便秘 92
血圧 56
血圧測定の意義 55
血圧測定の実際 59、60
血圧値の分類 73
血液型検査 188
血液凝固機序 201
血液製剤 184
血液の粘度 68
血温 12
結核 217
血管音 67
血管拡張 29
血管壁の弾力性 68、71
血管迷走神経反射 8、200
月経周期 18
血行性感染 172
血漿製剤 184
血小板製剤 8、184、186、187、189、190
血清 143、187、188、189、191、194、201
血清タンパク 194
結滞 37
血中薬物濃度 162
血糖 194
血糖降下薬 168
血餅 201
血流量の増加 29
解熱 27
検温の目的 15
減呼吸 49
顕性誤嚥 109
降圧剤 168
高温浴 124

237

交換神経 40
交感神経の興奮 28
抗凝固剤 202
口腔温 12
口腔期（嚥下） 109
口腔ケア 129、131
口腔検温 20
口腔内与薬の方法 167
口腔の構造 116
交差適合試験 183、187、188
甲状腺機能 21
抗精神薬 168
抗ヒスタミン薬 192
抗不安薬 168
抗プラスミン薬 192
高齢者の体温 24
誤嚥 109、110、116、117
コースクラックル 49
呼吸 220
　　——の確認 224
　　——の周期 44
　　——のメカニズム 44
　　——が楽になる体位 53
呼吸運動 45
　　——の調節 47
呼吸音 49
　　——の聴診 54
呼吸数 29、221
呼吸性代償 221
呼吸測定の意義 43
呼吸中枢 29、44
個人防護具 96、206、207、210、211
呼息ニューロン 44
骨盤神経 76
骨盤底筋訓練 84
鼓膜温 12、14、15
ゴム嚢 65
コルベン 150、153
コロトコフ音 59、67

さ行

採血 194
採血しやすい皮静脈 197
最高排尿中枢 76
座位時の血圧測定方法 59
最大血圧 68
最大尿意 78
最小血圧 68
サイロキシン 21
鎖骨下動脈 38
嗄声 115
左右の腋窩温の違い 18
酸素解離曲線 51
酸素吸入 148、150、151、152、154
酸素吸入装置の種類 151
酸素残量早見表 153
酸素投与 220
酸素の性質 154
酸素負債 47
酸素分圧 149
酸素ボンベ 150
酸素流量計 153

産熱 9
産熱中枢 9
C型肝炎ウイルス 191
CO₂ナルコーシス 149
弛緩性便秘 92
時間服用 162
止血帯 195
止血時の圧迫 232
自己血輸血 184
支持基底面 134
湿性ラ音 48
弛張熱 30
失禁時の援助 83
自動電子血圧計 58
四分三分法 174
尺側正中皮静脈 197
尺側皮静脈 197
シャワー浴 125
シャント造設 69
習慣性便秘 92
周期熱 30
収縮期血圧 39、41、55、58、59、68、
　70、71、73、221、225
手指消毒 172、206、208、210、211
手術時手洗い 208
循環 221
循環血液量 68
準備期（嚥下） 109
漿液性浸出液 145
消炎鎮痛剤 164
状況失神 99
症候性便秘 92、93
消毒 172
徐呼吸 49
静脈還流の減少 99
静脈血還流量 195
静脈内注射 169、170、171、178、
　180、182、199
常用薬 166
上腕動脈の側圧 56
食事介助の基本 111
褥瘡 128、134、136、141-145
　　——の合併症 145
　　——の好発部位 144
褥瘡発生の要因 142
食道期（嚥下） 109
食物残渣 96
食物の通過経路 95
食物の通過時間 95
除細動器 223、228
ショック 222
ショック状態 32
初発尿意 78
徐放薬 165
徐脈 40
自律神経 40
自律排尿中枢 76
心筋代謝 28
真空採血管による採血 198
神経因性膀胱 85
神経調節性失神症候群 99
人工呼吸 230
心静止 228

新鮮血 184、186
心室細動 228
身長の測定 119
心停止の心電図 229
心肺蘇生法 225
心拍出量 68
心拍数 28
深部体温 12、15、32
水分出納 112
水疱 142
水泡音 49
睡眠導入剤 168
スタンダード・プリコーション
　206、210-212、214、215、234
ストレッチャー 136、137、138、139
スポンジブラシ 131
スライディングシート 136
生活活動強度 108
清拭 127、128
精神性発汗 26
静水圧の圧差 61
成分輸血 184、186
脊髄排尿中枢 76
赤外線鼓膜用体温計 18
赤沈 202
舌下錠 167
赤血球製剤 8、184、186、190
赤血球沈降速度 202
接触感染 208、214、216
セットポイント 9、30
切迫性尿失禁 83、85
先行期（嚥下） 109
蠕動運動 77、91-93、95、96、98、
　100、104-106、109、114、116、118、
　126、166
戦慄 25
前腕正中皮静脈 197
総頚動脈 35
阻血性壊死 142
咀嚼 95、109、110、131
咀嚼期（嚥下） 109

た行

体位血圧反射 69、70
体位による血圧の差 70
体位変換 134、142
体液性経路 9
体温 11
　　——の測定の原則 13
　　——の恒常性 26
　　——の恒常性維持 26
　　——の測定部位 12
　　——の分類 12
体温曲線 27
体温計の種類 18
体温測定時の注意点 18
体温測定の定義 18
体温調節中枢 9、17、25、27、29
体温変動 22
体腔温 12
代謝性アシドーシス 221
体重測定 120

大動脈弓反射 48
体熱の産生 21
体熱放散 27、28、29
対流 27、29
担架 137
単純性感染 90
弾性エネルギー 33
断続性ラ音 48
チアノーゼ 30、54、148、180、202、203
チェストピース 58
チェーン・ストークス呼吸 49
蓄尿バッグの固定 89
中央配管 150
注射後のマッサージ 177
注射針の構造 170
注射針のサイズ 171
注射針の分類 170
注射法 169
中枢性化学性調節 47
中性脂肪 194、195
超音波ネブライザー 7、147、156、157
聴診器 58、59、65、66、114、117
腸内細菌叢 100、101
腸の走行 98、103
腸溶薬 165
直接圧迫止血法 234
直腸検温 19
直腸性便秘 92
直腸内圧亢進 91
直腸の神経支配 93
直腸温 12
ツベルクリン反応 170、178
手洗い 206、208-212、215、216
低酸素血症 147
低体温症 32
定量噴霧式吸引器 158
笛性音 49
摘便の実際 101
てこの原理 136
鉄剤 162
テトラサイクリン系の薬剤 163
手袋 80、206、207、210、211
テラマイシン 163
電子血圧計 58
点滴静脈内注射 7、8、179、180、182
伝導 24、27、28、29、40
橈骨動脈 5、34、35、38、41、58
橈骨動脈の位置 35
洞性頻脈 40
橈側皮静脈 197
導尿 86
導尿時の援助 87
動脈血酸素分圧 51
動脈血酸素飽和度 51、149
怒責 106
ドライパウダー式吸入器 158
トリヨードサイロニン 21
トルクの原理 136
トロンビン 201
頓服用 166

な行

70%エタノール 172
内肛門括約筋 93、101
内呼吸 44
内服ボックス 161
2相性曲線 23
二酸化炭素ナルコーシス 48
日常の手洗い 208
日内変動 18、30、72
ニトログリセリン製剤 167
日本人の食事摂取基準 108
乳酸 47、194
入浴 124
入浴が全身に及ぼす作用 124
尿 113
尿意 78
尿検査 90
尿失禁 84
尿道損傷 86
尿道の長さ 85
尿閉 94
尿路感染症 86
認知期(嚥下) 109
熱型 30、31
熱伝導 29
熱の産生 12、14、21、25、28
熱の放散 9
熱放散の上昇 47
ネブライザー 147、150、153、156、157、158
捻髪音 49
年齢による呼吸数の変化 46
年齢による循環機能の変化 39
能動的体外復温 32

は行

肺音の分類 50
敗血症 145
肺水腫 152
排泄ケア 80
バイタルサイン 10
――の相互関係 11
排尿のメカニズム 76
排尿反射 76
肺の構造 54
排便困難症 94
排便のメカニズム 92
排便反射 92-94、96、104
肺迷走神経反射 47
配薬ボックス 161
廃用症候群 136
波状熱 30
発汗の種類 26
発熱 25、27、30、154、180、192
鼻カニューレ 150
バッグバルブマスク 231
パルスオキシメータ 51、52
B型肝炎ウイルス 191
ビオー呼吸 49
微温浴 124

皮下注射 169、170、173、174、176、179
皮静脈 197
非侵襲的陽圧換気 155
ヒト免疫不全ウイルス 191
ヒドロコルチゾン 164
皮内注射 169、171、176、177、178、199
皮膚温 12
飛沫感染 218
表在体温 12
標準予防策 80、206
びらん 142
ビルビン酸 194
頻呼吸 49
頻脈 40
ファーラー位 53、157
ファインクラックル 49
不安定膀胱 85
部位による温度分布 13
フィブリン 201
不可避尿 113
不感蒸泄 113
腹圧性尿失禁 83、84
腹囲測定 121
副交感神経 40
副雑音の種類 50
複雑性感染 90
輻射 27、29
腹部のマッサージ 98
服用時間 161
不顕性誤嚥 109
婦人体温計 23
腹腔内圧の上昇 76
不適合輸血 190
ブラッシングの援助 129
フロート 153
プロゲステロン 23
プロドラッグ 165
プロトロンビン 201
ブロメリン法 188
分利 30
ヘーリング・ブロイアー反射 47
HEPAフィルター 213、214
ヘパリン 164
ヘリコバクター・ピロリ 100
便意 91
ベンザルコニウム塩化物 173
便失禁 94、101
ベンチュリーマスク 150
便の色 96
便の性状 95
便秘 96
便秘の種類と原因 93
膀胱内圧 76
膀胱壁損傷 86
膀胱容量 78
膀胱留置カテーテル 89、90
放熱 9、11、12、14、15、19
放熱中枢 9
飽和に達した温度 15
ポータブルトイレ 80
補正曲線 62

保存血 186
発赤 142
ボディメカニクス 134-137

ま行

マウスピース 156
マスク 206、207、210、211、214-216
マスク換気 231
マスクフィッティング 231
末梢温度 12
末梢血管の抵抗 68
末梢循環不全 52
末梢化学受容器 48
末梢性化学性調節 47
麻痺性尿失禁 94
麻痺性糞便失禁 94
麻薬 166
マンシェットの装着 59
マンシェットの幅 62
マンシェットの巻き方 64、65
慢性閉塞性肺疾患 148、155
味覚性発汗 26

ミノマイシン 163
耳式検温 20
脈の確認 224
脈の欠損 37
脈拍触知部位 36
脈拍測定の意義 33
脈拍の左右差 37
脈拍の測定方法 34
無機リン 194
無菌操作 86、87、100、101、172、208、215-217
6つのR 160
無脈性電気活動 228
無脈性心室頻拍 228
迷走神経活動の亢進 99
迷走神経反射 47、99、198、200
滅菌 172
滅菌手袋 87、215、216
モニター 220
モルヒネ 166

や行

薬液噴霧 148

遊離脂肪酸 194
輸血 184
輸血後移植片対宿主病 185、191
輸血時の注意点 192
輸血の副作用 190
溶血 190
幼児期の体温 24
浴室の構造 125
予測式体温計 24
与薬原則 160

ら行

ラビング法 208
リザーバーマスク 149
——の適応 150
立毛筋収縮 30
リドカイン 105
リンパ浮腫 69
冷罨法 26
レダマイシン 163
連続性ラ音 48
瘻孔 145
ロンカイ 49、50

新訂版
根拠から学ぶ基礎看護技術
第2版

編著者	えぐちまさのぶ 江口正信
発行人	中村雅彦
発行所	株式会社サイオ出版
	〒101-0054
	東京都千代田区神田錦町 3-6 錦町スクウェアビル7階
	TEL 03-3518-9434　FAX 03-3518-9435
カバーデザイン	Anjelico
DTP	マウスワークス
本文イラスト	井出三佐雄、日本グラフィックス、渡辺富一郎
印刷・製本	株式会社朝陽会

2015年3月25日	第1版第1刷発行	
2024年6月10日	第2版第1刷発行	

ISBN 978-4-86749-021-1　　Ⓒ Masanobu Eguchi

●ショメイ：シンテイバン コンキョカラマナブキソカンゴギジュツ ダイニハン

乱丁本、落丁本はお取り替えします。

本書の無断転載、複製、頒布、公衆送信、翻訳、翻案などを禁じます。本書に掲載する著作物の複製権、翻訳権、上映権、譲渡権、公衆送信権、通信可能化権は、株式会社サイオ出版が管理します。本書を代行業者など第三者に依頼し、スキャニングやデジタル化することは、個人や家庭内利用であっても、著作上、認められておりません。

JCOPY ＜(社)出版者著作権管理機構 委託出版物＞
本書の無断複写は著作権法上での例外を除き禁じられています。複写される場合は、そのつど事前に、(社)出版者著作権管理機構(電話 03-5244-5088、FAX 03-5244-5089、e-mail: info@jcopy.or.jp)の許諾を得てください。